DONATELLA BARUS & ROBERTO BOFFI

Spegnila!

Rizzoli

SOMMARIO

A Adriana, Egidio,
Marta e Franco,
che ci hanno portato
fino a qui

Rizzoli Libri

www.rizzoli.eu

ISBN 978-88-17-02556-0

Redazione *Silvia Comi*
Progetto grafico e impaginazione *Cinzia Ferrero*

Prima edizione: settembre 2008

Spegnila!

INTRODUZIONE

Non esiste il Metodo Facile per smettere di fumare. Esiste il *tuo* metodo.

Questa è una guida per conoscerti meglio, per capire che tipo di fumatore sei e, soprattutto, che tipo di non fumatore potrai essere. È una mappa per partire alla ricerca della tua strada, per riprenderti la tua libertà. Il tuo non sarà un viaggio triste e solitario. Tutt'altro. E il tuo bagaglio sarà leggero, con un paio di cose essenziali: l'informazione consapevole e le esperienze condivise.

Nella prima parte del libro, infatti, troverai dieci storie (vere!) di fumo e di non-fumo. Adele, Filippo, Erica e gli altri: loro ce l'hanno fatta e non sono certo supereroi. Leggi le storie e scoprirai in loro una parte di te.

I test nella seconda parte del libro ti daranno ulteriori elementi per capire chi, tra i dieci compagni di viaggio, ti somiglia di più. Potrai compilare il tuo identikit di fumatore, misurare il tuo grado di dipendenza e il livello di motivazione e infine posizionarti nel "Diagramma Barus-Boffi" accanto a loro. In questo modo saprai da quale percorso trarre i suggerimenti più utili per te.

Ma non solo: altri strumenti di autovalutazione ti

aiuteranno a capire come e perché fumi, ad anticipare i possibili impedimenti (come i chili di troppo oppure lo stress), individuare i tuoi punti di forza e aggirare le trappole della dipendenza.

Nella terza parte potrai recuperare le informazioni utili per alimentare la tua motivazione e minimizzare gli ostacoli. Capirai perché smettere a volte è difficile, ma è sempre possibile.

Infine, nella quarta e ultima parte, alcune informazioni sugli effetti del fumo e del non fumo ti ricorderanno perché in tanti si sono stancati e hanno deciso, come te, di meritarsi una vita libera dal tabacco.

Donatella Barus

Mi occupo da una vita dei malati di tumore del polmone e di prevenzione. Non l'ho deciso, è la mia professione che mi ci ha portato. Ho imparato da un grande maestro, Enzo Soresi. Con lui mi sono formato e specializzato, sempre a stretto contatto con le persone colpite da neoplasia polmonare. Impegno tanto, risultati minori di quanto avremmo voluto.

Un giorno un epidemiologo, al bar dell'Istituto nazionale dei tumori di Milano, mi ha aperto gli occhi: il tumore del polmone è un "big killer", ma se come d'incanto il fumo di tabacco sparisse dalla faccia della terra, diventerebbe in breve un tumore raro. Subito ho pensato: è un'occasione straordinaria, un fattore di rischio così evidente da combattere, in tutti i modi.

Sono partito in questa avventura di supporto ai fumatori più di dieci anni fa e non passa giorno senza che io impari qualcosa di prezioso dalla gente che lotta insieme a me. Tutti loro, sani o malati, giovani o vecchi, convinti di smettere o ancora nel dubbio, tutti meritano attenzione e impegno scientifico, clinico e di ricerca.

Alcuni compaiono in questo libro. Sono loro i protagonisti delle storie, io ho solo cercato di ascoltarli (sempre), capirli (spesso), aiutarli (a volte).

Poi ci sono i giovani. Da molti anni, il 31 maggio, organizziamo presso l'Istituto nazionale dei tumori la "Giornata mondiale senza tabacco", con la presenza di centinaia di studenti. Ogni anno penso che sarà l'ultimo, per le difficoltà, le complicazioni, i dubbi e i contrattempi vari. Poi, quel giorno, guardo i trecento ragazzi prima restare esterrefatti davanti ai nostri esperimenti in diretta su fumo e polveri sottili, e poi ridere felici insieme a noi, ai nostri sostenitori "speciali", come gli amici delle *Iene*, i giornalisti Beppe Severgnini e Nicoletta Carbone, con cui in questi anni abbiamo costruito un rapporto di sincera amicizia e impegno nella prevenzione e nella solidarietà. Allora, cambio idea.

Roberto Boffi

PREFAZIONE

Il rapporto tra il fumo e l'insorgenza di malattie polmonari è testimoniato ormai in modo inequivocabile. Spiegare i danni provocati dal tabacco diventa quindi un imperativo per chi si occupa di salute.

Questo volume vuole essere uno strumento educativo che, attraverso racconti, test auto-valutativi, informazioni sulle conseguenze dell'abitudine al fumo, cerca di indurre comportamenti virtuosi per una vita sana.

L'Istituto nazionale dei tumori di Milano, oltre a piani di ricerca e di trattamento, è particolarmente impegnato in campagne di prevenzione e di educazione ed è lieto di patrocinare questa iniziativa che nasce, tra l'altro, dalla sensibilità di medici che gestiscono l'Ambulatorio per la prevenzione dei danni da fumo: una struttura dell'Istituto che ha beneficiato molti soggetti liberandoli dalla loro dipendenza e rendendoli al tempo stesso persuasori tra i fumatori di un corretto stile di vita.

Dott. Alberto Scanni
Direttore generale
Istituto nazionale dei tumori
Milano

PARTE I

10 STORIE DI RESPIRO

Adele:
Per amore di Fleur

sesso: *donna*

età: *70*

dipendenza: *media*

motivazione: *discreta*

strumenti: *cerotti alla nicotina*

fumo: *1 pacchetto al giorno per 40 anni*

ha smesso da: *2 anni*

per smettere ha speso: *come 1½ mese di fumo*

Ad una ad una, Adele stacca con delicatezza le foglie secche, altrimenti quelle sane non crescono. E la tecnica funziona eccome, se i vasi sparsi qua e là in soggiorno sembrano contenere a fatica le piante verdi, grasse e lucide. Senza qualcosa di vivo in casa, ama ripetere, non ci sa proprio stare. Ciclamini, primule, menta, magari più avanti anche basilico e prezzemolo: sono due anni che nell'appartamento di tre stanze al piano rialzato sono tornati gli odori, quelli buoni, di fiori e di pane fresco, di bucato e di cera, con cui Adele lucida anche la porta d'ingresso, perché è da fuori che si vede come ti tieni dentro. Due anni esatti da quando ha salutato per l'ultima volta le sue 20 sigarette quotidiane (anche qualcuna in più quando era nervosa). Tutto per amore della sua bambina.

Lei, la piccola, si chiama Fleur e adora andare a scuola. Le servono i libri, lo zainetto, il sacchetto per il pranzo e poi, ogni sei o otto mesi, scarpe e vestiti, perché a quell'età si cresce senza aspettare niente e nessuno.

Al centro commerciale Adele cerca di pensare a tutto: dieci saponette, cinque o sei dentifrici, elastici per i capelli, mutandine colorate, un paio di jeans celesti e un vestitino bianco con gli smerli di raso. Le andranno bene? Chissà.

In verità, lei e la sua bambina non si sono mai incontrate, anche se a giudicare dalle ultime fotografie è lunga lunga e magra magra. Ripone con cura gli acquisti in una scatola, confeziona il pacco con carta gialla e spago, poi scrive l'indirizzo in stampatello maiuscolo: LUBUMBASHI.

Adele ha settant'anni, vive con 920 euro di pensione in un condominio di periferia. La sua bimba ha otto anni e mezzo, tre fratelli, due sorelle, un padre insegnante e una mamma casalinga. Vive in Congo. Africa. E da grande vuole fare la maestra.

Nelle foto, tutte scattate in posa nel cortile della scuola, alcune in divisa, altre con gli abiti arrivati dall'Italia, Fleur ha un'aria serissima. Dev'essere il tipo che dà a ogni sorriso il peso che si merita.

Adele, intanto, calcola mentalmente: 63 euro di scontrino, più i soldi della spedizione. Non è una cifra da poco, ma sa già come pagherà tutto senza troppi problemi, ovvero con i soldi delle sigarette che non fuma più. Ogni sera un pacchetto in meno: 4 euro nel salvadanaio. Ogni mese, 15 euro per l'adozione a distanza: più o meno mezza stecca. L'assegno unico annuale, 180 euro: nient'altro che 6 stecche, che ai vecchi tempi erano bruciate entro un paio di mesi. Fleur, invece, non brucia in fretta, lei è una gioia vera, che ha messo radici.

Com'è stato? Come ha potuto rinunciare alla sola amica che per quarant'anni non l'aveva mai tradita? Le prime sigarette quand'era una donna fatta, con le compagne di reparto che come lei "infialavano" otto ore al giorno in una ditta farmaceutica. Dapprima offerte e poi comprate di tasca sua, per non passare da scroccona.

E pensare che quando suo marito se ne accendeva una dopo l'altra, mentre la guardava sparecchiare la tavola con i piedi sul tavolino, e le diceva ridendo "Fuma, fuma anche tu", lei niente, dura. Non aveva fumato, Adele, ma aveva continuato ad accudire lui e la casa, a cercare disperatamente di creare una famiglia. Le gravidanze erano arrivate, ma i bambini no: ne aveva persi quattro e uno, il più straziante, all'ottavo mese. Poi, aveva perso anche il marito. Una sera, l'aveva informata che avevano una montagna di debiti e che lui se ne andava con un'altra. A dire il vero, a tutt'oggi non sa neppure se è vedova.

Allora, l'aveva salvata il lavoro, iniziato per non sprofondare tra i creditori, ma diventato in fretta il posto nel mondo dove, guarda un po', si era scoperta una donna in gamba. Sapeva faticare, aveva imparato a dodici anni ad alzarsi alle cinque del mattino per aiutare i suoi con gli animali e i campi. Lì in azienda, però, maneggiava antibiotici e macchinari sperimentali, era brava e tutti se ne accorgevano. Qualche volta usciva con le amiche, raramente con un uomo, si capisce, quelli erano tempi in cui una donna separata si corteggiava allungando le mani senza tanti complimenti. La multifilter in bocca, lo scatto dell'accendino, tutto è diventato ben presto una compagnia fraterna, un occhiolino strizzato, una pendola nel soggiorno che ripete "sono ancora qui, *siamo* ancora qui".

Chissà come, all'improvviso gli anni sono passati ed è arrivata la pensione, con la casa, la spesa, qualche visita ai nipoti, le sigarette a scandire le ore e la domanda, pesante come un macigno: "E adesso?"

Molte volte ci aveva pensato, col posacenere in mano, guardando le ragnatele bianche danzare lentamente verso l'alto. Finché, in un giorno come un altro, un'amica le aveva raccontato di aver avviato un'adozione a distanza. L'idea le era piaciuta, era bello pensare di potersi prendere cura di un essere umano che la sorte aveva fatto nascere dalla parte sbagliata del mondo. Ma come, con quei quattro soldi di pensione? Bisognava liberare risorse e subito. La zavorra da gettare poteva essere una sola, se voleva andare avanti. Da tempo respirava male, aveva il catarro, era stufa di tenere un cilindro acceso tra le dita, stufa dell'alito pesante, stufa di alzarsi da tavola e uscire dal ristorante col cappotto, stufa delle tende ingiallite e delle occhiatacce della nipote che spostava il bucato perché sennò sapeva di tabacco. Stufa che niente cambiasse. In fondo, ormai, spesso le bastava accenderne una, appoggiarla e stare lì a guardare *levarsi un fil di fumo*, come la povera Cio-cio-san, la Madama Butterfly, che era rimasta ad aspettare il ritorno del suo Pinkerton fino a morirne. No, meglio darsi una mossa, la morte arriva da sé e non c'è tempo di aspettare.

Smettere non è stato così difficile, forse perché, dice Adele, è tutta la vita che è una "ex": ex moglie, ex lavoratrice e ora anche ex fumatrice, dunque si sente perfettamente a suo agio. La decisione ad aprile, a settembre l'adozione di Fleur. I cerotti alla nicotina hanno placato l'insicurezza, un giorno su un braccio, quello seguente sull'altro, per un paio di mesi, spendendo ogni settimana in farmacia meno di quanto lasciava prima al tabaccaio. L'affetto per i gesti, poi, è stato rimpiazzato da nuove cose da fare: sistemare le piante, far correre ferri e uncinetto insieme alle amiche, in un indaffaratissimo laboratorio settimanale dove si fanno presine e cuscini da vendere per beneficenza. E, soprattutto, lo stupore di attraversare un inverno senza la solita tosse di stagione. No, cambiare non è stato così difficile. Si siede in veranda, la finestra spalancata e una tazza di tè alla menta in mano, e apre in pace l'ultima lettera dal Congo, che inizia così: *Chère Madame, je vous informe que votre fille s'applique très bien en classe...*

IL MEDICO COMMENTA

Il suo tallone d'Achille:
vive sola, ha una storia di depressione

La sua risorsa segreta:
ha un progetto da realizzare

Ho incontrato Adele quando lei aveva già imboccato il suo sentiero per smettere di fumare. Dagli esiti dei test, aspirava l'equivalente di 22 sigarette al giorno.

I cerotti le hanno permesso di affrontare senza troppi problemi la mancanza della nicotina, che l'aveva accompagnata per più di metà della sua vita. Facili da usare, poco visibili, più adatti delle gomme da masticare alla dentatura e alle abitudini quotidiane di una persona della sua età, li ha accettati volentieri. Li ha usati con scrupolo e costanza per due mesi, riducendo come da programma il dosaggio dopo le prime quattro settimane.

Sulla carta, le probabilità di successo erano minate dal fatto di non averci mai provato prima, di avere sofferto di depressione nel corso degli anni e di non avere accanto a sé nessuno che le domandasse di smettere. In realtà Adele non era affatto sola, perché con lei c'era Fleur. Era decisa, aveva maturato la convinzione di essere a un punto di svolta e cercava un aiuto per portare a compimento i suoi propositi. Tant'è vero che è stato facile, per lei, individuare una data da cui cominciare: "Subito", ha risposto.

A PROPOSITO DI... **FUMO E TERZA ETÀ**

Adele, pur essendo in buone condizioni di salute generale, aveva avuto modo di incontrare diversi medici in vita sua ma, con mia grande sorpresa (e rabbia), nessuno le aveva mai suggerito di abbandonare le sigarette. C'è ancora chi pensa che a una certa età non valga la pena di far affrontare cambiamenti così drastici. Niente di più sbagliato. Si può vivere di più e meglio anche se si è fumato a lungo e si decide tardi a smettere. In Italia, tra gli anziani fuma ancora circa il 22 per cento degli uomini e il 10 per cento delle donne. Sono ex fumatori la metà degli uomini e circa il 15 per cento delle donne, soprattutto del Nord.

Spesso il fumatore in età avanzata sceglie di dire addio alle sigarette per proteggere la propria salute, perché si è ammalato o teme che gli accada. Adele sembrava non preoccuparsi più di tanto di questi aspetti, ma è stata contenta di vedere che a ogni controllo la sua capacità respiratoria migliorava sensibilmente, passando nell'arco di pochi mesi dal 60 al 100 per cento. E questi dati sono molto più di nude percentuali, si traducono in una vita quotidiana più facile, significano poter fare le scale con maggiore tranquillità, portare a casa le borse della spesa con meno affanno, dormire meglio e ammalarsi di meno.

Filippo:
Un papà che non fuma

sesso: *uomo*

età: *52*

dipendenza: *alta*

motivazione: *buona*

strumenti: *agopuntura, cerotti alla nicotina, bupropione*

fumo: *da 30 a 60 sigarette al giorno per 27 anni*

ha smesso da: *2½ anni*

per smettere ha speso: *come 2½ mesi di fumo*

Tre chilometri all'arrivo. La crisi arriva al quarantatreesimo minuto esatto. È come uno schiaffo in faccia, piccole dita arroventate che attanagliano la gola e calano a scaglie sottili fin dentro ai bronchi. In bocca sapore metallico. Bene così. Filippo è paonazzo, ma sbuffa soddisfatto: due settimane fa dopo appena mezz'ora era già inchiodato, piegato in due dal fiatone e dalle fitte all'addome. A essere sinceri, detesta correre e ha sempre pensato che fare jogging fosse una noia mortale, però ci sta dando dentro, almeno due volte alla settimana. La ragione di tanta podistica ostinazione è che è stato così, alla prima incursione nel parco, con le scarpe nuove ai piedi e i lacci ancora immacolati, che ha capito quanto era vivo. Anche senza sigarette. Correre è anche un modo per restare all'erta, corpo e mente preparati agli attacchi a sorpresa, al desiderio traditore. La sua battaglia è iniziata anni fa, continua e chissà se finirà mai.

La dichiarazione di guerra, come chiama la sua ultima sigaretta, è scattata dopo mesi di schermaglie ai confini, e Filippo se la ricorda bene: alle undici di sera del 25 novembre, dopo almeno tre fallimenti (se si considerano soltanto quelli accompagnati da un medico, inutile contare quelli fai da te o qualunque altro metodo), 27 anni di fumo, dalle 30 alle 60 sigarette al giorno. Era una sera come tante altre, di "adesso basta, tanto domani la riaccendo". E invece no, sono passati due anni e mezzo e Filippo non l'ha riaccesa più.

Due chilometri. A volte ci ripensa con affetto, come l'ultimo bacio a una vecchia fidanzata un po' racchia, ma simpatica. È un attimo, poi, però, scaccia il romanticismo fuori luogo e ricorda com'era. Nel senso di com'era *davvero*. Sempre la tosse, specie al mattino, tanto che a volte si svegliava tra gli spasmi, con i succhi gastrici in subbuglio e le lacrime agli occhi per lo sforzo. Il cuore a mille anche quando non era proprio il caso, difficoltà a respirare in primavera (per i pollini, si diceva), d'estate (per l'afa, ipotizzava), in autunno (per l'inquinamento, era chiaro) e in inverno (disturbi da raffreddamento, insisteva). Finché un medico non gliele aveva cantate chiare: "Tre pacchetti sono tre pacchetti: l'enfisema è lì dietro l'angolo e, se le va male, c'è di peggio".

Un chilometro. No, non se lo poteva permettere, a parte la rabbia di finire come un catorcio a neppure cinquant'anni, lui, dirigente d'industria, una carriera ancora in ascesa e un fisico che, modestia a parte, manteneva le sue cartucce da sparare. Non poteva perché era rimasto solo a crescere un figlio, un bambino che aveva tutto il diritto di aspettarsi che suo padre ci fosse, domani, dopodomani e dopo ancora. Magari avrebbe studiato nel suo stesso liceo, avrebbe suonato la batteria, avrebbe amato anche lui le canzoni dei Dire Straits, si sarebbe innamorato della ragazza sbagliata: non se lo sarebbe perso per nulla al mondo. Almeno, non per una qualunque ragione che si potesse minimamente sottrarre alle lunghe manacce del Fato. Non per una ragione che potesse dipendere da lui. E il maledetto fumo lo era.

Settecentocinquanta metri. C'era già riuscito una volta, vent'anni prima, quando l'agopuntura l'aveva aiutato a trovare un anno intero di pace. Poi, una fiamma nel buio e via, le sigarette erano tornate, più gelose e possessive che mai. La prima con il caffè della mattina, quella che ancora oggi un po' lo fa sospirare. Ma su 60 accese, riusciva a gustarne sì e no una decina, le altre erano pura e semplice schiavitù. Fino a che le parole del medico non gli avevano dato la sveglia e aveva avuto la saggezza di chiedere aiuto. Aveva provato prima i cerotti alla nicotina, quelli grandi, senza alcun risultato, poi un farmaco. C'erano volute tre cadute, ma si era rialzato per essere pronto al momento giusto, quel 25 novembre di due anni e mezzo fa.

Trecento metri. Era stata durissima, ma aveva mantenuto la calma. Era riuscito a non mangiare troppo, si era comprato le scarpe da running, beveva litri e litri di acqua come gli avevano consigliato per ridurre la voglia, e i primi tempi succhiava quantità impressionanti di caramelle. Aveva imparato a riconoscere le trappole e a evitarle. Prima fra tutti, i superalcolici: il bicchiere dopo cena attira irresistibilmente la sigaretta, la chiama per nome bisbigliando all'orecchio, basta il sapore sulla lingua e nell'aria sembra di sentire lo scatto di un accendino. Robe da pazzi, ma dato che non è per niente sicuro di riuscire a mettere a tacere le sirene dei drink, ecco che sono spariti cocktail e digestivi, al massimo, ora, di tanto in tanto si gusta un calice di vino rosso o una birra fresca. Poi, il suo angolo serale, a vedere la televisione in cucina, la tana dove si concedeva gli ultimi tiri in solitudine prima di andare a dormire. È buffo non essersene accorti prima, ma quest'abitudine gli è costata anni di tivù-spazzatura e, ora che ha rinunciato al suo rifugio, sceglie non solo che cosa respirare, ma anche cosa gli interessa sentire e guardare la sera.

Quindici metri. Il suo primo tifoso è stato suo figlio, bastava un suo abbraccio e l'odore dei suoi capelli quando la frustrazione mordeva più del solito. La gioia più grande? Che oggi per lui possa essere normale, semplicemente normale, avere un papà che non fuma.

Dieci metri. Filippo rallenta, cammina, respira profondamente: ecco, ora è a casa.

IL MEDICO COMMENTA

Il suo tallone d'Achille:
la forte dipendenza

La sua risorsa segreta:
è tenace, ha un bambino che fa il tifo per lui

"Accidenti". È più o meno ciò che ho pensato constatando che i polmoni di Filippo contenevano una quantità di monossido di carbonio pari ad almeno 45 sigarette al giorno. Già a riposo, l'ossigenazione del suo sangue era sotto la soglia anaerobica e, al test per la capacità polmonare, le vie aeree più distali presentavano i primi segni di un danno cronico, iniziavano a indurirsi e a ridurre il flusso d'aria di passaggio. All'auscultazione, si sentivano gemiti e ronchi diffusi. Usava con regolarità da tempo uno spray contro la tosse e l'affanno. Un bel pasticcio, ma era confortante il fatto che al suo livello di dipendenza teneva testa la convinzione di voler smettere.

Da principio, abbiamo provato con la terapia nicotinica sostitutiva, cerotti da ventiquattr'ore, da tenere quindi anche la notte, poi da sedici ore, poi ancora della stessa durata, ma a dosaggio ridotto. Un fallimento, dopo due mesi fumava ancora 15 sigarette al giorno, l'insuccesso lo innervosiva e così aveva lasciato perdere.

Serviva un intervento più deciso e abbiamo abbinato ai cerotti il bupropione, prima con una e poi con due compresse al giorno, per due mesi totali.

Filippo ha smesso per un paio di settimane, poi ha nuovamente ripreso a fumare una decina di sigarette al giorno, pur insistendo con il bupropione e i cerotti. È rimasto in contatto periodico e regolare con il centro antifumo e, quando l'ho rivisto, mi ha comunicato di avere smesso del tutto da un paio di settimane. Il monossido di carbonio era effettivamente sceso ai livelli di un non fumatore. Non era il momento di mollare: ha proseguito ancora per alcuni mesi con le terapie, scalando i dosaggi e tenendo duro, con molta fatica. A distanza di tre mesi dall'ultima sigaretta aveva ancora cardiopalmo di notte, in altre parole, soffriva ancora di crisi d'astinenza da nicotina. A sei mesi non aveva più tracce di bronchite cronica e ha abbandonato il broncodilatatore spray. Filippo aveva un bisogno impellente di liberarsi da una schiavitù che lo schiacciava. È arrivato in cerca delle risposte adeguate, come un uomo consapevole di quanto aveva da perdere, e ne è uscito come un uomo consapevole di quanto ha vinto.

A PROPOSITO DI... **FUMO E FALLIMENTI**

La grande capacità di Filippo è stata accettare di ritentare. Ancora e ancora. Nella lotta contro la dipendenza non tutto dipende dalle terapie, a volte conta moltissimo dare a se stessi un'altra chance, fino a quando si trova la soluzione migliore per sé in quel dato momento.
Forse il fumatore frustrato non ci crede, ma l'esperienza di tentativi andati male è un bagaglio preziosissimo, è la materia prima con cui ci si costruisce mattone dopo mattone un futuro da ex fumatore.
Statisticamente, si è visto che il tentativo che ha le maggiori probabilità di successo è il quarto.

A PROPOSITO DI... **FUMO E FIGLI**

È ormai provato che i figli di fumatori hanno il 50 per cento in più di probabilità di diventare fumatori rispetto ai figli di chi non fuma. Un genitore si domanda spesso quale sia il modo migliore per aiutare i ragazzi: l'esempio, più di tante lezioni.

Sonia:
Anche una mela può spezzare una catena

sesso: *donna*

età: *34*

dipendenza: *molto alta*

motivazione: *buona*

strumenti: *cerotti alla nicotina, vareniclina, dieta*

fumo: *1 pacchetto al giorno per 13 anni,*
15 sigarette al giorno per 4 anni

ha smesso da: *9 mesi*

per smettere ha speso: *come 4½ mesi di fumo*

Sonia lo ricorda come quel "fatidico e maledettissimo giorno". Aveva sedici anni, un'età in cui si fanno cose geniali o cose stupide. E alla seconda categoria appartiene l'iniziare a fumare per non ingrassare, nella ferrea convinzione che la ciccia sulle cosce sia la disgrazia più grande che possa capitare. In ogni caso, molto più grande di qualunque malanno ti dicono possa mai colpire i tabagisti incalliti. E pensare che fino a un attimo prima aveva dato il tormento a sua madre, con l'accanimento tipico delle figlie adolescenti: quella donna fumava da una vita e Sonia non sopportava la sua debolezza, la scherniva e le lasciava post-it sul frigorifero con i teschi e la scritta "chi fuma muore". Già. Ora lo riconosce con chiarezza, era bastata una manciata di anni e si era ritrovata schiava come lei: la tensione per la scuola, una festa tra amici, un paio di jeans troppo stretti... *Et voilà*, 1 pacchetto al giorno. Quante volte si era ribellata? Impossibile contarle. Le era intollerabile sentire sul collo il giogo della dipendenza, si guardava allo specchio con rabbia e finalmente capiva sua madre, la sua condizione d'impotenza di fronte a qualcosa di cui non poteva fare a meno, al pari dell'acqua e del cibo. Come un amante infedele, le sigarette si odiano, le sigarette non si possono lasciare.

Sonia è cresciuta ed è diventata infermiera. Verso il suo lavoro nutre un amore incondizionato e, in quattro anni in un reparto di rianimazione, ha avuto modo di vedere la differenza tra fumatori e non fumatori. Quando saliva sul terrazzo con i colleghi per la pausa sigaretta, spesso pensava che gli operatori sanitari sono gente strana: coltivano un pensiero inconscio di invulnerabilità, di fronte al quotidiano dolore degli altri si difendono con un delirante "a me non succederà mai". Forse, rifletteva Sonia, la sigaretta aiuta a fumare via le emozioni che hai bisogno di liberare nell'aria.

Dipendere dal fumo non andava d'accordo con

lei, era un'incongruenza che provava in ogni modo a scrollarsi di dosso. Ma c'era sempre una buona ragione per rinunciare, una discussione, la stanchezza, una prova d'esame, e ogni volta ricominciava, macerandosi per il fallimento, e fumando sempre di più. Si era rivolta a un medico quando lei e il suo compagno avevano deciso di mettere su famiglia. Non aveva smesso, ma ridotto il numero, poi, però, la gravidanza era andata male e per un paio d'anni non aveva più tentato seriamente.

Come si capisce che è il momento giusto? Può darsi lo si sappia veramente soltanto col senno di poi. Il periodo, infatti, non era dei più tranquilli e la sua vita era arrivata a una curva a gomito, dopo la quale non si intravedeva pressoché nulla. Con grande sofferenza, aveva chiuso la storia con l'uomo più importante della sua vita, era diventata caposala e gli impegni sul lavoro la travolgevano. In più, aveva comprato casa per conto suo. Una vocina nella sua testa le diceva: "Cosa pretendi da te stessa, tieniti almeno la consolazione del fumo, in tutto questo *bailamme*. In fondo, te le meriti..." Ma l'altra: "Una cosa è certa: se smetti adesso, smetti per sempre". Sonia ha deciso di dare retta alla seconda.

È andata bene con un farmaco, la vareniclina, che nel giro di una settimana ha trasformato il piacere in un incubo: il solo odore del fumo, o l'averne voglia, le faceva venire una nausea terribile. Forse è per questo che l'ultima sigaretta, alle due di notte con un'amica, non è stata niente di particolare: soltanto l'ultima. E basta. Le sigarette le ha tenute per un po', senza toccarle, e la crisi grossa è arrivata allo scoccare del primo mese di astinenza: l'ago della bilancia si stava spostando ed è scattato il panico. Fatalmente lei, così ossessionata dalla linea, è una buongustaia e l'addio al fumo le ha regalato papille gustative decisamente più sensibili. Un guaio. Per chi smette, Sonia lo sa bene, è fisiologico mettere su tre o quattro chili, ma lei non poteva sopportarlo e bisognava correre ai ripari comunque: il ricordo dei tempi in cui era infelicemente tabagista e felicemente inappetente era lì, dietro l'angolo.

È corsa ai ripari con l'aiuto di una dietologa, che le ha dato una mano a gestire gli effetti dell'astinenza e a ridurre le calorie, mangiando molte fibre, pochi grassi e proteine. I chili in più non li ha ancora persi, ma sono meglio distribuiti, e sotto sotto, non le dispiacciono neppure.

Le prime soddisfazioni, in verità, arrivano piuttosto in fretta: scoprire di poter passare le ore al computer, oppure passare l'aspirapolvere senza doversi interrompere per fare qualche tiro. Neanche una volta! È un trionfo, un'emozione autentica: nella vita si può dipendere dalle persone, a volte è inevitabile, nel bene o nel male, ma da un mucchietto di tabacco, che diamine, quello no... Quando esce la sera, alcuni amici sono in imbarazzo a fumare davanti a lei, ma Sonia lascia fare, anzi, quasi sfida se stessa, per vedere se riesce davvero a entrare nella vita da non fumatore. Quando vedeva gli altri smettere, Sonia impazziva d'invidia: "Non venitemi a raccontare che si può, non ditemi che è facile". No, non è facile. Tutt'altro. Però è bellissimo.

La tentazione di ricaderci? Non è mai troppo lontana, e fa meno paura, se la si guarda in faccia. "Okay posso fumare e stare meglio subito, oppure continuo a stringere i denti e forse arrivo al risultato prefissato: cosa scelgo?" Sono questi i momenti cruciali con cui tutti gli ex fumatori prima o poi devono fare i conti. Qualche tempo fa ha violato un suo piccolo trucco anti-desiderio, ha bevuto un caffè (mentre da mesi ha capito che è più sicuro ripiegare sul caffè d'orzo) e subito l'ha assalita una voglia cocente. Ancora? Ancora qui? Le sembrava incredibile. Per un attimo, si è vista come Gollum, l'ambiguo personaggio del *Signore degli Anelli* che insegue bramoso il suo "tesssoro". Ma per carità. E si è mangiata una mela.

IL MEDICO COMMENTA

Il suo tallone d'Achille:
le preoccupazioni per il peso

La risorsa segreta:
il senso d'indipendenza

La determinazione con cui Sonia ha cercato di liberarsi dalla sua dipendenza l'ha aiutata a raggiungere il suo obiettivo. Ne ha fatto una sfida, una competizione con se stessa in cui, a un certo punto, il pareggio non è più contemplato: o vinci, o perdi. A volte fare della capacità di smettere di fumare una questione di pura forza di volontà è un'arma a doppio taglio, perché le ricadute alimentano la frustrazione e il senso d'inadeguatezza.

È bene tenere presente che la nicotina agisce con dei meccanismi micidiali: a ogni boccata, impiega meno di dieci secondi per raggiungere il cervello e innesca un flusso altalenante di dopamina, una sostanza che dà piacere. L'effetto, però, finisce subito e il bisogno di dopamina si fa di volta in volta più forte. La vareniclina, nel caso di Sonia, è stata utile per spezzare questo circolo vizioso. Agendo sui trasmettitori cerebrali in modo simile alla nicotina, ne ha attenuato il bisogno.

Il sostegno farmacologico è arrivato nel momento giusto, in una fase decisiva della vita di Sonia e del suo modo di considerare il fumo.

A PROPOSITO DI... **FUMO E CHILI DI TROPPO**

"Non tollererò neppure un grammo in più". Sonia era tanto determinata a volersi sbarazzare della sua dipendenza, quanto a non veder cambiare il suo corpo. I risultati che ha potuto toccare con mano, giorno dopo giorno, l'hanno tranquillizzata e ha avuto modo di assaporare libertà diverse da quella del peso. Una delle fatiche per chi vuole smettere di fumare è accettare anche dei compromessi, delle difficoltà momentanee. È importante dare ai chili in più il loro giusto peso, osservando tutti i mutamenti del corpo e concentrandosi su quelli benefici e piacevoli.

La sigaretta ha un effetto anoressizzante, diminuisce l'appetito e, come la caffeina, accelera un po' il metabolismo. Sono queste le caratteristiche che destano interesse in tante donne, soprattutto giovanissime, che vivono con ansia il rapporto con la bilancia. Ed è anche vero che smettere di fumare significa per molte persone prendere peso. I motivi sono ancora in gran parte da chiarire, ma pare che nella maggior parte dei casi l'aumento di peso sia legato all'aumento di calorie assunte: senza la sigaretta in bocca si tende a mangiare di più e a ingerire alimenti più calorici.

Non guasta poi ricordare che dimagrire a suon di nicotina significa, oltre ad aumentare le probabilità di ammalarsi, peggiorare la vascolarizzazione e guadagnare cellulite, rughe precoci e colorito spento. Chi smette, inoltre, se fa movimento e mangia sano, nel 90 per cento dei casi non aumenta più di due chili.

Anna:
Questa vita è ancora mia

sesso: *donna*

età: *46*

dipendenza: *molto bassa*

motivazione: *discreta*

strumenti: *gomme alla nicotina, fitoterapia, reiki, incontri di gruppo*

fumo: *10 sigarette al giorno per 24 anni*

ha smesso da: *3½ anni*

per smettere ha speso: *come 3 mesi di fumo*

Anna è convinta che tutti noi abbiamo bisogno di un cantuccio dove essere ciò che ci pare in santa pace, una nicchia dentro un'esistenza dedicata a fare ciò che si deve, a non deludere le aspettative degli altri. Per molto tempo, il cantuccio di Anna ha avuto una porta per entrare e chiudere fuori il mondo, e ovviamente una chiave per aprirla: multifilter blu. L'aveva scoperto un'estate di molti anni fa, la più speciale di tutte, dopo aver superato l'esame di maturità ed essersi meritata un viaggio premio in Inghilterra. Lì era libera e, finalmente, nessuno la controllava. Il primo pacchetto a metà con l'amica del cuore, 10 a testa, erano fortissime, ma le avevano finite, e poi ricomprate.

Fumare era stata una sorpresa, le piaceva avere un'abitudine tutta sua, anche se una volta tornata a casa aveva dovuto iniziare a nascondersi, perché di certo suo padre l'avrebbe gonfiata di sberle. E chi se ne importava, tanto sarebbe durata poco: nel giro di pochi mesi aveva conosciuto un ragazzo del nord, un amico della sorella che, dopo qualche telefonata, qualche lettera e un mazzo di rose se l'era sposata. Poi, i figli, la nuova vita a Milano, tanto in fretta che quasi non aveva avuto il tempo di pensarci su. L'aveva voluto veramente? Chi aveva deciso? Chissà. Aveva esitato, all'ultimo momento si era pentita, un po' di tutto, ma come sempre alla fine aveva fatto quello che doveva.

Con le sigarette no, quello era terreno suo, non ascoltava nessuno. Di solito si controllava, ne accendeva una decina al giorno, non di più, e mai la mattina. Preferiva quelle belle lunghe, perché duravano tanto. Nei periodi difficili arrivava a sfiorare un pacchetto, ma aspirava poco o niente, tirava il fumo e lo mandava subito fuori. Stava bene, si sentiva rilassata come se quei momenti li trascorresse con un'amica inseparabile, tanto fedele che non si era staccata del tutto da lei neppure durante le gravidanze, e Anna lo ricorda bene: in ospedale, appena era stata in grado di camminare dopo il parto, si era messa la vestaglia e si era rintanata a fumare in un angolo delle scale.

Quando i figli erano cresciuti, però, aveva iniziato ad averli tutti contro, loro e il marito, perciò fumava di nascosto anche a casa sua. Il guaio era che poi non sapeva dove gettare i mozziconi; nel water no perché neanche con lo sciacquone andavano giù, allora aveva iniziato a buttarli dal balcone, finché un giorno la vicina del piano di sotto era salita a suonare il campanello, furibonda.

Il patatrac è arrivato una mattina di nove anni fa, in un ambulatorio di oncologia, insieme al referto di una biopsia al seno. Era un tumore, esteso, pericoloso, che minacciava di ripresentarsi anche dopo le cure. Il giorno del ricovero per il primo intervento Anna non faceva che piangere, camminava nella stanza e non voleva neppure spogliarsi per mettere il pigiama.

Ci sono voluti tempo, dolore e pazienza per rispondere a una tragedia del genere. Da malata, Anna ha imparato ad affidarsi agli altri, i medici, gli infermieri, la psicologa, senza i quali, ne è sicura, non sarebbe sopravvissuta alla chemioterapia e alla paura. E, inevitabilmente, le regole del gioco sono cambiate anche per il fumo: le avevano spiegato quali sono i rischi del tabagismo per un malato di cancro, aveva visto le immagini di un polmone nero di catrame e non se l'era più potuto scordare.

A essere sinceri, all'inizio non era del tutto convinta, temeva che non ce l'avrebbe mai fatta a sopportare questa vita senza il sollievo del fumo. Inoltre, non voleva imbottirsi di altri farmaci oltre a quelli che già era costretta a prendere. Allora, è partita a piccoli passi, dapprima puntando a dimezzare il numero delle sigarette e, dopo qualche tentativo semi-riuscito con le gomme alla nicotina, le cose hanno iniziato a funzionare anche con l'aiuto di un preparato a base di erbe, che la faceva sentire più rilassata e più capace di resistere alla mancanza del fumo. Con le sedute di reiki e quelle di gruppo, insieme agli altri pazienti, ha trovato la calma e la fiducia necessarie. Quei momenti di quiete, la musica, la voce della psicoterapeuta che dice di guardarsi allo specchio, di sorridere e dirsi: "Io mi piaccio". Per Anna è stato uno choc, una rivelazione e, a poco a poco, gli appuntamenti in ospedale sono diventati un momento per stare bene e fare scorta di coraggio. Per essere più sicura di portarsene a casa un po' si è fatta fare dei cd con i brani che ascoltava durante gli incontri, li mette su spesso, lei che non aveva mai imparato neppure ad accendere lo stereo. Le capita ancora di pensare al pacchetto di multifilter blu, soprattutto quando si avvicinano gli esami periodici di controllo e l'ansia sale alle stelle. Ma tiene duro, perché ha visto da vicino i disastri che il fumo può provocare, vuole sentirsi in salute e tenere fede agli impegni presi con chi si è occupato di lei.

In ospedale prosegue con il reiki ed è entrata in un gruppo di volontari che lavorano accanto ai pazienti oncologici. Ha fatto cose che non credeva avrebbe mai fatto, ad esempio, insieme a quelle che prima definiva le sue "compagne di sventura" (oggi preferisce pensarle compagne d'avventura) è salita per la prima volta in vita sua su una barca a vela. Qualche tempo fa compilava assorta la lista della spesa e si è ritrovata con un pennarello in bocca, sospeso tra il dito medio e l'indice. "Ma guarda un po'" si è detta e, come non le capitava da secoli, è scoppiata a ridere. Di cuore.

IL MEDICO COMMENTA

Il suo tallone d'Achille:
la fragilità legata alla malattia

La sua risorsa segreta:
il sostegno del gruppo

Anna è la prova in carne ed ossa che la malattia è un incendio da cui si può rinascere e può essere un'occasione di un profondo ripensamento della propria esistenza. In un caso come il suo, nel quale la dipendenza dalla nicotina era piuttosto limitata e aveva una natura prevalentemente psicologica, ha potuto ridurre il numero di sigarette, da 10 a 5, usando gomme alla nicotina per un paio di mesi.

Come a volte accade, però, fumare meno per Anna ha significato aspirare di più: secondo la misurazione del monossido di carbonio, ne accendeva 5 ma era come se ne fumasse 8.

Con ogni probabilità, anche l'ansia e i comprensibili momenti di depressione legati alla malattia e alle cure hanno giocato un ruolo importante. Che fare? Anna ne aveva abbastanza di farmaci tradizionali e terapie. Le persone che, come lei, hanno affrontato terapie impegnative sono spesso fragili dal punto di vista psichico e fisico e richiedono perciò un intervento in punta di piedi.

Un aiuto in questo senso è arrivato da un fitocomplesso a base di erbe, compresse che contengono estratto di iperico (che agisce positivamente sull'umore), di valeriana (che placa gli stati d'ansia e paura con un'azione diretta sul sistema neurovegetativo) e di passiflora (un sedativo che smorza gli stati di tensione). Questo composto, che non provoca in alcun modo assuefazione, insieme a un counseling stretto, l'ha aiutata a sentirsi meno negativa e confidare di più nella sua forza di volontà. Non bisogna dimenticare infatti che la tendenza alla depressione è uno dei nemici giurati di chi fuma e sottovalutarne gli effetti mentre si sta smettendo è sempre un grave errore.

A PROPOSITO DI... **FUMO E MALATI DI TUMORE**

Il tabagismo non è solo uno dei primi fattori che causano molti tipi di cancro, ma è ormai riconosciuto come una delle variabili che possono fare la differenza in termini di guarigione e di qualità di vita. Circa un quarto dei pazienti oncologici è costituito da fumatori e poco meno del 40 per cento da "ex". Dopo la diagnosi, la maggior parte vuole smettere, mentre uno su cinque non intende neppure provarci. Non tutti ci riescono e molti, poi, riprendono al termine delle cure o una volta dimessi dall'ospedale. È importante sapere che smettere di fumare è una delle variabili che possono influenzare maggiormente la sopravvivenza e la risposta ai trattamenti. Continuare a fumare, infatti, interferisce con le terapie, rallenta la guarigione delle ferite, aumenta il rischio di complicanze respiratorie e di infezioni broncopolmonari, acuisce gli effetti spiacevoli di chemio e radioterapia e al tempo stesso ne riduce i benefici.

Oggi in Italia il 64 per cento dei malati di tumore sopravvive per almeno cinque anni dalla diagnosi e i medici hanno il dovere di consigliare stili di vita sani, per aiutare queste persone a riprendere possesso del futuro a cui ciascuno di loro ha diritto.

Luigi:
«Dottore, ma lei fuma!»

sesso: *uomo*

età: *49*

dipendenza: *molto alta*

motivazione: *buona*

strumenti: *cerotti alla nicotina, bupropione*

fumo: *$1\frac{1}{2}$ - 2 pacchetti al giorno per 25 anni*

ha smesso da: *4 anni*

per smettere ha speso: *come 2 mesi di fumo*

Luigi si definisce uno dei successi terapeutici più straordinari mai visti nella lotta al tabagismo. Detto altrimenti: nessuno (e lui meno di chiunque altro) avrebbe scommesso due lire sul fatto di vederlo senza la sigaretta in bocca. La prova l'ha avuta durante l'ultima cena tra ex compagni di liceo, di quelle che si organizzano per vedere che il bello della classe è stempiato e il rivoluzionario fa il broker in una compagnia d'assicurazioni. All'epoca, lui era soprannominato il "Turco", tanto per rendere l'idea. E, quando Luigi è sopravvissuto a quattro portate più il caffè e il digestivo senza uscire dal locale per fumare, e senza dare segni apparenti di tracollo psicofisico, chi non lo vedeva da qualche anno è rimasto senza parole.

Aveva fumato regolarmente fin dall'adolescenza, anche se i primi tiri erano quelli rubati intorno agli undici-dodici anni durante le vacanze al sud, con una dozzina di cugini scapestrati. C'era stato un solo periodo di sospensione all'università, quand'era all'ultimo anno di medicina. Aveva scommesso che ne sarebbe stato capace, e così aveva fatto, da un capodanno a quello seguente, percorso netto. Aveva incassato la vincita, e aveva ripreso. Non aveva più smesso, né aveva tentato di farlo. In qualche modo, però, ad un certo punto la decisione di dare un taglio alle sigarette aveva iniziato a germogliare da qualche parte nel suo subconscio. Era un medico, innanzitutto, e la sua abitudine cozzava con i principi del suo lavoro. Aveva sotto gli occhi tutti i giorni i costi, umani ed economici, del tabagismo; se la sua missione era far star bene gli altri, come poteva non curarsi di sé? I fumatori, ne è persuaso, si riconoscono a prima vista e capitava che un paziente lo apostrofasse: "Dottore, ma caspita, lei fuma!"

Le pressioni covavano in famiglia, con una moglie e due figli adolescenti piuttosto seccati dal suo malsano passatempo, e sul luogo di lavoro. Se un collega gli suggeriva di fare qualcosa in merito, apriva le finestre e lo mandava a quel paese per direttissima. Sapeva di avere la coda di paglia e che la sua suscettibilità, in realtà, puzzava parecchio di senso di colpa. Con le limitazioni sul fumo nei luoghi pubblici, poi, l'inadeguatezza si tingeva di vergogna. Capitava persino che rinunciasse al cinema, perché tanto si sarebbe perso una parte della trama, dato che non sopportava di restare seduto senza fumo per un tempo intero.

Ricorda ancora una sera d'agosto, di ritorno dalle vacanze con la famiglia. Appena il tempo di posare le valigie e subito la tremenda scoperta: il pacchetto che credeva di avere in casa non c'era! Eppure ne aveva sempre, in casa, in ospedale, in macchina. Nessun problema, si esce a piedi verso il venditore più vicino. Chiuso per ferie. Allora, a piedi nella città semideserta, di tabaccaio in tabaccaio, aveva percorso chilometri prima di trovarne uno aperto alla stazione ferroviaria. Tornando indietro, si era reso conto con un po' di imbarazzo che una cosa del genere l'avrebbe fatta solo per le sigarette.

L'occasione è arrivata con un congresso negli Stati Uniti. Calcolando approssimativamente, avrebbe avuto dieci ore di volo, senza fumo, poi l'aeroporto, senza fumo, poi l'albergo, senza fumo, e poi una settimana intera di lavoro nella terra più ostile ai tabagisti che ci sia al mondo. Era l'appuntamento perfetto per spezzare una routine che era fatta anche dalle sigarette. Abitudinario come tutti gli schiavi di una dipendenza, si svegliava con il caffè e il tabacco e andava a dormire con il mozzicone ancora fumante, per avere la dose necessaria a superare la notte.

Così, si era preparato con un mese di anticipo e, poco prima della partenza, aveva intrapreso una terapia con bupropione e cerotti a base di nicotina al massimo dosaggio. All'aeroporto di Londra, durante uno scalo, in un terrificante stanzino di cinque metri quadrati occupato da quaranta tabagisti, aveva tirato le sue ultime boccate. Uscendo, aveva gettato in un cestino il pacchetto ancora pieno a metà. Come previsto, la settimana americana era stata relativamente facile, grazie agli impegni e all'ambiente estraneo. Il difficile, lo sapeva, sarebbe stato il ritorno in Italia, alla sua casa, all'ufficio, alle scorte di sigarette imboscate in ogni cassetto. La questione era assai semplice: a lui fumare piaceva, e molto. Soprattutto la mattina, quando era in ansia, quando doveva concentrarsi e le idee non venivano, la sigaretta era il biberon che ci voleva. Aveva cambiato la disposizione dei mobili nello studio e, insieme alla moglie, a casa. Avevano comperato un tappeto e ridipinto le pareti: un cambiamento visibile, tangibile e annusabile sarebbe stato più incisivo.

Ripensava alla sua peregrinazione notturna a caccia di una dose di nicotina, era terrorizzato all'idea di ricominciare daccapo. Così, andava avanti, un giorno dopo l'altro. Con chili di caramelle, gomme e quattro litri d'acqua al giorno, il desiderio si è attenuato anche più rapidamente di quanto pensasse. Ora per il "Turco" la libertà più grande è di non dover trovare per forza i cinque minuti per le sigarette, guardare dritto negli occhi i pazienti, scegliere i film non solo in base alla loro durata. E, naturalmente, godersi le facce dei suoi ex compagni di scuola.

IL MEDICO COMMENTA

Il suo tallone d'Achille:
la dipendenza ininterrotta

La sua risorsa segreta:
spezzare la routine

Il progetto di Luigi ha funzionato: ha iniziato a prendere bupropione una settimana prima della partenza, associandogli dall'ottavo giorno il cerotto alla nicotina al massimo dosaggio, come indicato per un livello di dipendenza significativo come il suo. Poi, il giorno del decollo, quello previsto per lo stop al fumo, si è davvero staccato da terra e dalla sua dipendenza. Era molto contento, per i primi giorni gli ho consigliato anche la melatonina, per ridurre gli effetti del jet-lag, ma anche per aumentare le possibilità di smettere.

A PROPOSITO DI... **FUMO E CAMICI BIANCHI**

Secondo vari studi in Italia la percentuale di fumatori tra medici e infermieri è superiore a quella della popolazione generale, e in certe zone arriva al 40 per cento. Come molti professionisti istruiti e impegnati, anche gli operatori della salute legano lo stress, i turni pesanti, le responsabilità alla difficoltà di fare a meno della sigaretta. Su molti pacchetti di sigarette, compare la scritta: "Il tuo medico o il farmacista possono aiutarti a smettere di fumare". E per qualunque medico la prevenzione deve essere parte integrante dell'attività professionale. Ma sono poche le persone che bussano allo studio del medico per chiedere una mano e, in realtà, solo a un fumatore su cinque capita che il medico di famiglia suggerisca di smettere di fumare. Alcuni dati raccolti tra specialisti in pneumologia suggeriscono che i medici fumatori tendono a sottostimare i danni del tabagismo, non soltanto su se stessi, ma anche nei confronti dei loro pazienti.

A PROPOSITO DI... **FUMO E DIVIETI**

Il divieto di fumare nei locali pubblici è apprezzato dal 90 per cento delle persone, fumatori e non fumatori. Secondo l'Istat, nei primi due anni di applicazione della legge Sirchia, la percentuale dei fumatori maschi è scesa dal 33,1 al 28,8 per cento, mentre il dato femminile è rimasto pressoché invariato (dal 17,3 al 17 per cento).

Rachele:
Un uncinetto per trasgredire, finalmente

sesso: *donna*

età: *45*

dipendenza: *alta*

motivazione: *buona*

strumenti: *bupropione, terapia comportamentale, ginnastica respiratoria*

fumo: *25 sigarette al giorno per 24 anni*

ha smesso da: *4 anni*

per smettere ha speso: *come 5 settimane di fumo*

Se vedete in giro una tassista seduta al volante che fa all'uncinetto (ad auto ferma, s'intende), niente paura: è una che ha smesso. Anzi, spiega Rachele quando capita di parlarne con un cliente a bordo, probabilmente è sempre stata una potenziale ex fumatrice, malgrado si sia bruciata più di 1 pacchetto al giorno per oltre la metà della sua vita.

Nessuna scelta, nessuna trasgressione e, se ci ripensa su, nemmeno molto piacere. Il fumo, per Rachele, è stato semplicemente la regola. Quando ha iniziato, a diciassette anni, nel suo mondo tutti fumavano, le amiche, i compagni di scuola, sua madre, suo padre, pure i vicini di casa.

Per ventiquattro anni, Rachele è stata una fumatrice infastidita dall'odore del suo stesso fumo. Ha iniziato quando in testa alle classifiche c'era *Video killed the radio star* e quando ne è uscita c'era Michael Bublè. Avrà provato a smettere un milione di volte e, da ragazza, c'era riuscita per sei mesi, ma poi la sindrome da astinenza si era fatta intollerabile, aveva preso cinque chili in poche settimane e aveva gettato la spugna. A ogni tentativo, scattava un desiderio infernale, non riusciva a pensare ad altro, aveva le visioni di truppe incolonnate di sigarette che le marciavano incontro. Difficile da capire, un po' come le capita con la golosità: appena dice di essersi messa a dieta, le viene una fame da svaligiare un supermercato.

Era in queste circostanze che aveva escogitato il trucco dell'uncinetto, per fumare meno nell'attesa di clienti per il taxi: con le mani così occupate e la testa concentrata, accendersi una sigaretta diventava un'impresa.

Riconosceva che la sua era una dipendenza ritmica, del tutto slegata dalle circostanze: al lavoro o in vacanza, col caffè o senza, sera o mattina, ansiosa o serena che fosse, ogni mezz'ora il suo corpo chiedeva nicotina. Come un uccellino nel nido che di colpo allunga il collo e spalanca il becco. Un bisogno puntuale e assoluto. Semplicemente la regola. Che, ne era sempre più convinta, prima o poi doveva trovare il coraggio di trasgredire.

Con il tempo, anche con l'aiuto di uno psicoterapeuta, ha imparato a decifrare meglio il suo comportamento e si è convinta che una dipendenza così prettamente fisiologica poteva essere spezzata più facilmente con un grimaldello adatto. Ha cercato l'aiuto di un centro antifumo e un farmaco, il bupropione, ha ridotto la necessità di nicotina, l'ha sostituita ingannando il suo organismo. Sin dai primi giorni, il timer della dipendenza, regolato sui trenta minuti, è saltato. Dopo la sigaretta del mattino, intorno alle undici, infatti, ha acceso la seconda alle quindici. E non le accadeva da millenni. Per la prima volta ha pensato: "Ce la faccio". Non ne aveva più voglia. Magari ci fosse un farmaco così che la tiene lontana dai dolci...

Se l'aiuto medico era servito a forzare una porta chiusa da troppo tempo, però, ora stava a lei uscire e camminare all'aperto. Non c'era solo la dipendenza dalla nicotina, ma tanti malesseri connessi tra loro, come l'insonnia, un po' d'ansia, momenti di fragilità emotiva anche indotti dal bupropione. Sentiva che si doveva depurare da tutto quell'"asfalto" che era penetrato in ogni cellula, in ogni capillare del suo organismo, anche nel cervello.

Perciò, ha sfidato la pigrizia e le ore trascorse seduta in automobile tuffandosi in acqua. Aveva sempre praticato un po' di sport e sapeva bene quale iniezione di positività e buonumore può dare fare un paio di vasche. Almeno così credeva. Il terzo giorno di astinenza, in piscina, una sorpresa inaspettata: trenta vasche. Wow. Prima arrivava giusto da sponda a sponda una volta, senza doversi fermare. Fatte le debite proporzioni, per lei era un exploit da record mondiale, da controlli anti-doping. Era incredula, dove si era nascosta tutta quell'energia fino ad allora? E pensare che era sempre stata convinta di avere fiato, come tutti i fumatori, dato che, col tabacco, il respiro lo si perde a poco a poco e, smettendo, lo si recupera invece tutto d'un colpo.

A potenziare il recupero ci pensavano delle sedute di fisioterapia ad hoc, che l'aiutavano a ricordare cosa significava ossigenare bene.

Il secondo choc è stato realizzare la quantità di tempo che si guadagna con le mani finalmente libere. Prima, le pulizie del sabato erano una trafila di interruzioni, mezz'ora, poi una pausa fumo, un po' di videogame, un'altra sigaretta se perdeva, per finire, nell'arco di tre ore, con il seguente bilancio: sei o sette sigarette, due sconfitte alla playstation, un nervoso da bestia e mezzo pavimento ancora da lavare. Ora è felice, perché il suo tempo se l'è riconquistato, e dalle sue mani continuano a fiorire ghirlande di glicine e bianchi unicorni.

Ah. Un suggerimento: se vedete in giro una tassista con l'uncinetto, prestate attenzione al suo sorriso. Ne vale la pena.

IL MEDICO COMMENTA

Il suo tallone d'Achille:
la forte dipendenza fisica

La sua risorsa segreta:
la ginnastica respiratoria

La storia di Rachele è un esempio di come a volte si possa essere psicologicamente ed emotivamente pronti a liberarsi dal fumo, ma occorra spezzare la catena della dipendenza fisica dalla nicotina. Dopo tanti anni di fumo pressoché ininterrotto, infatti, aveva il fiato corto, era affannata sotto sforzo, mostrava livelli di monossido di carbonio anche più alto della media dei fumatori del nostro centro antifumo.

Il bupropione, nel suo caso, si è rivelato adatto, perché oltre a dare una tregua alla sua dipendenza, le ha garantito il tono e la vigilanza necessari al suo lavoro, con un blando effetto antidepressivo e anoressizzante, caratteristica utile, poiché nel suo precedente tentativo di abbandonare il fumo era rapidamente aumentata di peso. Dopo due mesi di astinenza, i livelli di monossido di carbonio sono calati di dodici volte e ha preso soltanto un paio di chili.

Oltre che dal fumo, la sua capacità respiratoria era compromessa anche dalla postura a cui è costretta per gran parte del suo tempo. Grazie alla ginnastica respiratoria ha potuto migliorare notevolmente l'ossigenazione del sangue e di tutti i tessuti, e al tempo stesso percepire pienamente i progressi dei suoi polmoni.

A PROPOSITO DI... **FUMO E LEZIONI DI RESPIRO**

Spesso i fumatori sedentari pagano un duplice prezzo, scontando i danni delle sigarette e quelli della postura. È tipica in questi casi una respirazione che coinvolge solo il torace, le spalle e il collo, e non il diaframma e l'addome. Le basi polmonari sono poco mobili e il respiro è più superficiale e frequente del normale, dunque meno efficace e, alla lunga, più faticoso.

La fisioterapia o ginnastica respiratoria, attraverso varie tecniche di rilassamento, di ventilazione e di mobilizzazione, insegnando come assumere una postura adeguata e perfino come tossire, può rieducare a inspirare ed espirare correttamente. I polmoni si muovono e vengono da noi usati perlopiù in modo non cosciente. Con l'aiuto di un bravo fisioterapista, però, si riesce a "sentire" veramente il proprio respiro. È difficile comprendere quanto possa essere bello, se non ricordando che per gli antichi Greci una stessa parola, pneuma, indicava il respiro, ma anche l'anima.

A PROPOSITO DI... **FUMO E QUATTRO RUOTE**

Al 61,5 per cento dei fumatori capita di fumare mentre è alla guida di un'auto (indagine Doxa-Iss 2008).

Fumare una sigaretta in macchina per circa 8 minuti con i finestrini chiusi e con l'impianto di condizionamento in funzione, con tanto di filtro antiparticolato, provoca nell' abitacolo concentrazioni di polveri sottili oltre 10 volte superiori ai limiti stabiliti dalla legge. Lo ha dimostrato un esperimento eseguito dai ricercatori dell'Istituto nazionale dei tumori di Milano in occasione della "Giornata mondiale senza tabacco" 2008.

Il fumo di una sigaretta ha provocato nell'abitacolo della vettura un picco del PM2,5 e del PM10 di circa 500 microgrammi per metro cubo, mentre il PM1 è arrivato a oltre 300. Per il PM10 il valore limite, come media delle ventiquattr'ore e da non superare per più di 7 volte all'anno, è di 50 microgrammi per metro cubo, mentre per il PM2,5 il valore di riferimento è ancora in via di definizione a livello comunitario, ma dovrebbe essere stabilito a 25 microgrammi per metro cubo. Il PM1, invece, non è, al momento, normato.

E tenere il finestrino aperto serve a poco: le concentrazioni di polveri fino sono comunque aumentate oltre i limiti di legge, anche in corrispondenza dei sedili posteriori.

Grazia:
Ora voglio un po' d'aria fresca

sesso:	*donna*
età:	*58*
dipendenza:	*molto alta*
motivazione:	*buona*
strumenti:	*inhaler alla nicotina*
fumo:	*10 sigarette al giorno per 18 anni,* *1 pacchetto al giorno per 15 anni,* *2 pacchetti al giorno per 8 anni*
ha smesso da:	*7 mesi*
per smettere ha speso:	*come 1½ mese di fumo*

Al bar tabacchi la salutano come una di casa. Tutte le mattine Grazia passa di lì, quando scende dopo aver sbrigato le faccende domestiche, per fare quattro chiacchiere con le amiche di sempre. Neanche guarda le file ordinate di sigarette dietro al bancone e si siede al tavolino. Era bastato un "No, grazie" la prima volta che le aveva porto il solito pacchetto da venti, e il titolare aveva capito che la bella signora bruna aveva smesso di fumare. Le bastava il solito caffé.

Da qualche tempo nella vita di Grazia sono cambiate tante cose, e abbandonare le sigarette ne è stata la conseguenza naturale. "C'era bisogno di far entrare un po' d'aria fresca" spiega sorridendo. Ce n'era bisogno, dopo anni resi duri dalla malattia che ha investito come un uragano lei e la sua famiglia: una patologia psichiatrica chiamata disturbo bipolare, una strana bestia che ti sbatte tra depressione profonda ed euforia incontrollata, che ti terrorizza facendoti sentire o vedere ciò che gli altri non vedono e sentono, facendoti fare ciò che gli altri non farebbero mai.

Aveva poco più di trent'anni Grazia quando l'incubo è cominciato. Le voci arrivavano di notte, oppure quando era sola in casa. Si ripeteva che era impossibile, che era solo una fantasia. Allora, faceva svelta i mestieri, si truccava e si faceva bella, per uscire al più presto, così tutto sarebbe passato. Ma anche in strada loro erano lì, e le parlavano. Una volta si era avvicinata a un barista, perché doveva sapere: "Mi scusi, sente questa musica? Per caso, ci sono anche le parole, c'è qualcuno che canta?" No, era solo musica. "Ne è sicuro?" No, davvero, lo sentivano tutti che era musica soltanto.

I momenti peggiori erano quelli in cui le voci le dicevano che sarebbe accaduto qualcosa di orribile ai suoi figli, quei suoi ragazzi dagli occhi dolcissimi che, quando piombavano le crisi, la portavano a fare lunghe passeggiate, fino all'ospedale. Si erano stretti l'uno all'altro, i medici l'avevano curata e i farmaci le avevano restituito finalmente la quiete.

Grazia da qualche anno sta bene e non si sente più ammalata. Ha iniziato a ridurre le medicine e a vedere gente, anche al di fuori del centro psicosociale che ha frequentato a lungo e che tanto l'ha aiutata. Ora però ha voglia di spalancare la gabbia in cui la malattia l'aveva rinchiusa, in cui temeva di soffocare. Le piace il caffé all'aperto, le piace passeggiare nel quartiere, le piace quando dopo quarant'anni di matrimonio suo marito la bacia ancora come un ragazzino. Lui fuma ancora, ma era lei che ne accendeva una dopo l'altra, specie con l'avvento della malattia. La casa puzzava e i figli le nascondevano le sigarette. Ora sono contenti e non passa giorno che non le dicano che è più bella di prima. È vero, si guarda allo specchio, il viso è più roseo ed è riuscita a non ingrassare più di due chili. Meno male, altrimenti dove li avrebbe messi i vestiti stretti? I suoi ragazzi non hanno mai preso il vizio, forse anche per merito della scuola, dove avevano imparato molte cose sulla salute.

A Grazia, invece, nessun insegnante aveva mai parlato di fumo e lei ricorda ancora la tosse, la nausea e gli occhi rossi di quella volta quando aveva quattordici anni e lunghi ricci scuri, e un'amica aveva portato un pacchetto di sigarette. Finita la prima, però, non avevano saputo dove metterle e, per paura, se l'erano fumate tutte! Dopo quella volta s'era tenuta alla larga dal tabacco, il solo odore la faceva stare malissimo, ma alcuni anni dopo aveva iniziato a lavorare, in fabbrica tutti fumavano e così... Prima un paio al giorno, poi 10, 1 pacchetto e infine 2.

Era da un po' che pensava di smettere, faceva fatica a respirare, ma si è decisa dopo l'ultimo appuntamento dal dentista: le sue gengive si stavano ritirando e la pulizia dentale era stata una tortura insopportabile. Sapeva che era anche colpa del fumo e l'idea di perdere i denti l'atterriva. Quanto sarebbe costato sostituirli con un impianto? Proprio in un momento in cui qualche soldo in più in casa avrebbe fatto comodo e i 68 euro delle due stecche settimanali già la impensierivano.

Non fumare più è stato meno difficile del previsto. La sua preoccupazione non era tanto per la mancanza della nicotina, quanto per l'attaccamento a gesti così abituali. Infatti, dopo aver utilizzato i cerotti per i primi tempi, ancora oggi non se la sente di lasciare gli inalatori alla nicotina, che tiene tra le dita e aspira proprio come una sigaretta. All'inizio, ne teneva sempre uno in bocca, ora le capita soltanto un paio di volte al giorno, nei momenti di noia o quando è in ansia. Come quando suo figlio ritarda il sabato sera: allora Grazia si incolla alla finestra e alla sua "spiretta", finché non sente le chiavi girare nella toppa.

IL MEDICO COMMENTA

Il suo tallone d'Achille:
la dipendenza gestuale

La sua risorsa segreta:
la famiglia

Grazia è stata una forte fumatrice per gran parte della sua vita, con un livello di dipendenza particolarmente elevato. Accusava affanno e dispnea (nota anche come "fame d'aria"), disturbi che sono rapidamente migliorati con lo stop al fumo e con l'ausilio di un broncodilatatore spray. Presentava anche una lieve ostruzione delle vie aeree e un principio di enfisema polmonare. La terapia nicotinica sostitutiva (cerotti prima al massimo dosaggio, poi via via a scalare) l'ha sostenuta nei suoi propositi e il passaggio agli inhaler l'aiuta tuttora ad accomiatarsi un po' alla volta dai gesti che per anni ha compiuto centinaia di volte al giorno. Per molti fumatori, infatti, la parte più dura della disassuefazione dal fumo è proprio lo "svezzamento" dalla ritualità che si crea intorno all'accendere la sigaretta, portarla alla bocca e tenerla tra le dita.

Certamente per Grazia è stato fondamentale l'appoggio dei suoi cari, e lo stesso supporto ora dovrebbe essere offerto anche al marito fumatore. Le richieste dei figli, infatti, sono tra le spinte motivazionali più forti per gli adulti che desiderano smettere di fumare.

A PROPOSITO DI... **FUMO E DISTURBI PSICOPATOLOGICI**

La dipendenza dal fumo di tabacco è piuttosto diffusa tra le persone con malattie psichiatriche, secondo alcune ricerche in misura doppia o quadrupla rispetto al totale della popolazione. Depressione, disturbo bipolare, schizofrenia, attacchi di panico, ansia generalizzata, disturbo postraumatico da stress sono tra le patologie più spesso correlate al tabagismo.

Gli effetti neurologici della nicotina (per chi fuma) e della sua mancanza (per chi smette) possono interferire con i meccanismi della malattia e delle eventuali terapie in corso, e dunque non vanno mai sottovalutati. Inoltre, prima di ricorrere a un intervento farmacologico o psicologico contro il tabagismo, è bene ricordare che l'equilibrio di chi è affetto da malattie croniche o progressive (di qualunque natura) merita uno specifico riguardo.

È importante, però, sottolineare che la malattia mentale non preclude la possibilità di liberarsi dalla dipendenza dalle sigarette e, come Grazia ha dimostrato, non di rado chi affronta situazioni così complesse riesce ad attingere a risorse straordinarie e ha il diritto di essere trattato come individuo in grado di cambiare e decidere per sé. Capita che medici e familiari esitino nel proporre la fatica di smettere di fumare per timore di aggiungere un ulteriore stress, ma, in molti casi, riuscire ad affrancarsi dalla schiavitù del tabacco migliora il senso di autostima, e attenua i sintomi di ansia e depressione.

A PROPOSITO DI... **FUMO E SORRISO**

Fumare è un pessimo investimento per la salute e l'estetica di denti e bocca: meglio tenerlo presente prima di mettere mano al portafoglio per pagare la parcella del dentista.

L'uso di tabacco provoca:

- *alitosi e acidità, specie al mattino (anche il fumo passivo è in grado di alterare l'alito dei non fumatori!)*
- *alterata percezione del gusto e scarsa salivazione*
- *discromie e macchie scure sulla superificie del dente*
- *ritardo nella guarigione delle ferite e nella formazione di cicatrici*
- *parodontopatie, specie per l'azione infiammatoria e vasocostrittiva sulle gengive da parte delle sostanze tossiche del fumo, che favorisce anche la perdita ossea*
- *accumulo di tartaro*
- *accumulo più rapido di placca: causa di ingiallimento della dentina, la sostanza che fodera il dente, di gengiviti e di alterazioni potenzialmente cancerose*
- *fallimento degli impianti: nei fumatori le percentuali di insuccesso sono più che triplicate rispetto ai non fumatori; se ci si deve sottoporre a una procedura implantologica, è consigliabile smettere almeno una settimana prima dell'intervento e astenersi per due o tre mesi almeno*

Dopo i 45 anni d'età, i fumatori hanno in media meno denti e una maggiore perdita ossea (13 per cento) rispetto ai loro coetanei non fumatori.

Daniele:
L'ho spenta con un calcio frontale

sesso: *uomo*

età: *25*

dipendenza: *bassa*

motivazione: *ottima*

strumenti: *cerotti alla nicotina*

fumo: *1 pacchetto al giorno per 11 anni*

ha smesso da: *6 mesi*

per smettere ha speso: *come 12 giorni di fumo*

Diciamo subito la verità: a Capodanno, tra un brindisi e l'altro, Daniele c'è cascato come un pollo. Si è fumato un paio di sigarette. Nessun dramma, ma un certo rammarico, perché sul calendario in ufficio la casella del 31 dicembre è rimasta bianca. Da quando ha smesso, infatti, ha iniziato a colorare giorno per giorno il suo tempo senza fumo. E Daniele è uno per cui il tempo, ogni singolo istante, conta. Eccome se conta.

Fa l'elettricista, corre dalla mattina alla sera senza sosta, non ha orari, mangia quando può e a pranzo, se va bene, acchiappa un panino al volo. Dopo il lavoro si precipitava in palestra per onorare la sua passione, il kick-boxing. Anche il suo modo di fumare era frenetico, le sigarette lui se le risucchiava come un formichiere. Lavorando, fumava come capitava, col fumo negli occhi magari, poi con il caffè, in ufficio tra le scartoffie, in bagno, ovunque fosse la sigaretta in bocca non mancava mai.

I fastidi sono cominciati proprio per il kick-boxing: fumando, le prestazioni peggiorano per quantità e qualità. Sempre a corto di fiato, sempre un po' più in affanno degli avversari, arrivava in palestra tra gli ultimi, ridotto a uno straccio dopo l'ennesimo cliente pignolo, si sfogava, poi usciva, con i polmoni belli aperti, per fumare. Uno stress che si aggiungeva a quello lavorativo. Si rendeva conto che se voleva raggiungere qualche risultato nello sport, doveva risolvere questo controsenso. Senza contare il fatto che il cruccio di Daniele è quello di essere troppo smilzo. Per avere un fisico atletico, gli occorreva metter su qualche chilo, e gli sarebbe stato impossibile finché la fretta e le sigarette gli chiudevano lo stomaco.

La decisione di dare un taglio al tabacco gli si era già parata davanti più d'una volta, magari per una mezza giornata, poi "solo una" dopo la doccia, solo due, solo tre, e il pacchetto tornava a scomparire.

Può darsi che la buona volontà fosse lì in stand-by da qualche parte nel suo cervello, fatto sta che l'interruttore che l'ha fatta scattare in un dato momento e luogo nella vita di Daniele, deve parecchio a un tale di nome Erminio: un bel po' di capelli bianchi, un figlio più o meno della sua età, durante un incontro d'allenamento gliele ha suonate come si deve. Per carità, Daniele sa perdere, ma quella sera era uscito dalla palestra particolarmente scornato. Quella cosa lo aveva fatto pensare. Era evidente che il suo organismo iniziava ad accusare il colpo. Aveva iniziato a quattordici anni, come tanti, semplicemente perché lo fa il gruppo e ti senti più figo, ma i guai, quando si presentano, li devi affrontare da solo. E non sei più tanto figo. Tutto sommato, la faccenda sapeva di fregatura.

Ha iniziato ad usare i cerotti alla nicotina. Con quelli addosso, sapeva di non poter fumare, altrimenti si sarebbe sentito male. La prima settimana di astinenza, l'unico cambiamento è stato un gran catarro, ma nell'arco di quindici giorni le cose sono migliorate, tanto che si toglieva il cerotto per fare la doccia in palestra, e poi dimenticava di rimetterlo. Con le tasche piene di caramelle e gomme da masticare, Daniele ha iniziato a prenderci gusto, in tutti i sensi possibili. Riesce finalmente a mangiare di più, è superfelice perché ha acquistato un po' di peso, a supporto di un appetito eufemisticamente robusto, per l'esattezza di quelli che "Mi mangerei anche le gambe del tavolo".

Ci ha preso gusto a veder fumare il suo compagno di lavoro, tabagista incallito, perché gli regala una botta di autostima. All'inizio si fa fatica, ma quando ti rendi conto che ce l'hai fatta, anche con Mr Ciminiera accanto tutto il giorno, ti ritrovi a ripetere con orgoglio, scandendo ogni singola sillaba: "Io-non-fu-mo-più!"

Ci ha preso gusto a baciare la sua ragazza, ora con un sapore diverso. Anche lei ha smesso, con l'aiuto di un naturopata e dei fiori di Bach, un paio di mesi dopo di lui. Spalla contro spalla, sono tranquilli, cercano solamente di evitare le serate in discoteca, le bevute esagerate e le circostanze particolarmente a rischio-tentazione. Si sono accorti entrambi che, un po' alla volta, nelle tasche restano parecchi soldi in più e, a fine anno, faranno certamente un viaggio. Lui vuole il Messico, lei sogna Marrakech. Si vedrà. In fondo, quel che conta è partire.

IL MEDICO COMMENTA

Il suo tallone d'Achille:
la fretta

La sua risorsa segreta:
l'aspirazione a una migliore forma fisica

Dai test di laboratorio, pur non avendo particolari problemi a livello respiratorio, Daniele mostrava che la sua ridotta resistenza agli sforzi era verosimilmente causata della carenza di ossigeno, legata alla presenza del monossido di carbonio. Già nei primi tre mesi di astinenza, questo aspetto è migliorato di molto, il monossido di carbonio nell'aria espirata è sceso da 19 a 1 e, finalmente, è aumentato di due chili, come sperava.

Nel suo caso vale la pena spendere due parole su due qualità probabilmente lontane anni luce dalla maggior parte dei ventenni.

La prima: temperanza. Daniele è stato bravo a tenersi alla larga dalle tentazioni e a imparare dalle ricadute, anche se ha mostrato tutta la giusta fretta dei giovani, che scalpitano e si sentono prigionieri perfino delle cure, come i cerotti che Daniele ha abbandonato quasi subito. Trovare la propria ricetta per smettere richiede tanti ingredienti, pazienza compresa.

La seconda: lungimiranza. Ovvero, la capacità di volersi bene anche in prospettiva. Da piccolo, Daniele aveva sofferto di asma, che è una malattia cronica, anche se può restare latente per molto tempo. Ora sta benone, ma sa che gli spray che hanno tormentato la sua infanzia non sono così lontani e potrebbero tornare. Sono proprio le decisioni prese a venticinque anni, infatti, che condizionano quel che saremo a quarantacinque.

A PROPOSITO DI... **FUMO E COPPIA**

Smettere in due, nella maggior parte dei casi, è più semplice. Diversi studi hanno dimostrato che se c'è un compagno di avventura con cui condividere il cammino di cessazione (una moglie, un fidanzato, un amico o collega) le possibilità di successo aumentano.

Non fumare più, inoltre, non può che far bene al benessere di una coppia, anche nell'intimità. Alle sigarette si deve infatti buona parte delle disfunzioni sessuali e riproduttive nei giovani uomini, oltre a un maggiore rischio di sub-fertilità, irregolarità mestruali e menopausa precoce per le donne.

A PROPOSITO DI... **FUMO E SPORT**

Il fumo compromette le prestazioni fisiche, soprattutto a causa del monossido di carbonio, che sottrae ossigeno al sangue, ai muscoli e ai tessuti, riducendo forza e resistenza. Meno ossigeno significa anche un rischio più alto di infarto.

Inoltre, è bene sfatare un luogo comune, secondo cui i danni del fumo si attenuano con l'attività fisica. Fare sport è un toccasana per mille motivi, ma non è purtroppo il lasciapassare per la sigaretta, tutt'altro: fumare fa più male agli sportivi. In ogni atto respiratorio, infatti, tratteniamo circa il 50 per cento delle polveri sottili che inaliamo. Più il respiro è profondo, più aria viene inspirata e più polveri sottili trattenute. Uno sportivo ha una capacità polmonare maggiore e utilizza meglio il diaframma; se fuma (magari subito dopo aver corso e ancora in fase di iperventilazione) assimila quindi una quantità maggiore di sostanze nocive.

Erica:
Questa volta mi prendo cura di me

sesso:	*donna*
età:	*43*
dipendenza:	*bassa*
motivazione:	*buona*
strumenti:	*compresse sublinguali, gomme e cerotti alla nicotina, bupropione, dieta*
fumo:	*2 sigarette alla settimana per 6 anni, 1 pacchetto al giorno per 4 anni*
ha smesso da:	*3 anni*
per smettere ha speso:	*come 5½ mesi di fumo*

Magari un giorno o l'altro glielo dirà, racconterà a suo padre di essere uscita dalla trappola del fumo anche perché temeva che lui si arrabbiasse. Però ora no, la sua conquista resta il piccolo segreto di una donna adulta che per anni ha fumato di nascosto dai genitori. Sicuro. Ma qual era il giudizio che temeva, il loro o il suo?

Erica ha studiato e si è preparata per tutelare la salute delle persone, è biologa nutrizionista, ma per un decennio si è "distratta" proprio dal suo benessere. Si considera un po' controcorrente, dal momento che ha iniziato a fumare intorno ai trent'anni e non da ragazzina avventata. All'inizio, era un vizietto come un altro, un'eccezione sporadica del sabato sera. Piuttosto, era già una discreta tabagista "di seconda mano", vista la quantità di fumo che inalava senza neppure accendere una sigaretta. Per sei anni, infatti, aveva convissuto in una casa-posacenere con un compagno che si bruciava almeno un paio di pacchetti al giorno.

Finita la relazione, l'aria fresca non era durata a lungo, dato che nel giro di un anno Erica aveva iniziato a fumare regolarmente.

Il fumo andava a braccetto con il suo nuovo ambiente e con un periodo vivace e intenso. Piano piano, era diventato sinonimo di concentrazione, creatività, impegno. Insomma, le sue qualità migliori, nel lavoro come nella vita privata. Anche scrivere una lettera a un'amica al computer diventava un'impresa sterile, senza la sigaretta in bocca, così come cucinare, stirare o guidare la macchina. Per non parlare delle scadenze professionali, i convegni e tutte le situazioni in cui solo la luce dell'accendino pareva placare l'ansia.

Rapidamente, però, l'ansiolitico in pacchetti da venti ha iniziato a presentare il conto, con una tosse da ottantenne anche nei momenti meno opportuni. Non si può immaginare quanto rapidamente possa scemare il romanticismo di un tête-à-tête, con tanto di calice di vino pregiato, di fronte a un accesso incontrollabile e devastante di catarro. In quel periodo, poi, aveva ricevuto pressioni dai suoi responsabili, che le consigliavano di correre ai ripari, anche in qualità di operatore sanitario. Per amore di coerenza e buona volontà, Erica aveva accettato e, quando il medico le aveva domandato se fosse determinata a smettere di fumare, aveva annuito vigorosamente: "Sì". Niente di più falso. In realtà non ci pensava nemmeno, ma quella sarebbe stata l'occasione buona per ricevere un messaggio direttamente dai suoi polmoni. I test effettuati, infatti, indicavano un principio di broncopneumopatia cronica ostruttiva, e un po' la notizia l'aveva spaventata.

Da quel momento, aveva iniziato a far caso a tante piccole cose, come l'affaticamento crescente quando faceva sport, il colorito spento del viso. Era scattato il primo "clic" nella sua testa. Ora sì che poteva affermare di voler smettere. Con la terapia nicotinica sostitutiva, aveva ridotto a 5 o 6 il numero delle sigarette quotidiane, che però diventavano almeno il doppio nelle giornate di maggiore tensione. Non di rado, attaccava il cerotto e si accendeva la sigaretta, avvertendo immediatamente un balzo delle pulsazioni cardiache. Così non poteva andare, voleva un sistema che l'aiutasse a controllare il bisogno di nicotina e a combattere gli stati d'ansia. C'erano i farmaci, come il bupropione, ma in fondo il merito del secondo "clic" va alla sorte, agli impiegati pubblici e a quel burbero di suo padre.

Una mattina di settembre, ad alcuni giorni dall'inizio dell'assunzione del farmaco, aveva spento una sigaretta ed era entrata in un ufficio pubblico. La coda era infinita ed era rimasta nell'impossibilità di fumarne una seconda per tre o quattro ore. Una volta fuori, si era precipitata in stazione per aspettare i suoi genitori, che arrivavano in treno; loro non avevano mai saputo delle sigarette, e neppure la voglia di fumare l'avrebbe spinta a smascherarsi. Così, era arrivata la sera, era troppo stanca ed era andata subito a letto. È stato solo al risveglio che si era resa conto: *non aveva fumato per un giorno intero*. La cosa andava celebrata. Come? Non fumando. Se avesse ricominciato dopo ventiquattr'ore, allora sì che avrebbe nutrito seri dubbi sul suo discernimento.

È cominciata così ed è proseguita con una mobilitazione collettiva organizzata. Aveva coinvolto amici e colleghi, informandoli dell'impresa in cui si era imbarcata e, di tanto in tanto, stressandoli con le crisi di nervi, cercando gli ex fumatori come lei, per scambiare opinioni. In verità, ancora non sa spiegarsi come ha fatto a superare i primi 15 o 20 giorni, ma dopo è stato tutto più facile. È importante che chi desidera smettere tenga sempre a mente che, se si resiste, poi le cose migliorano. Non aveva gettato tutte le sigarette, ma aveva conservato un pacchetto, perché altrimenti il pensiero di esserne senza sarebbe stato asfissiante. Dopo sei mesi, quando si era sentita tranquilla, l'aveva regalato. Il pericolo, dice Erica, si avverte per un anno, poi arriva un momento in cui non ci si pensa più. Anche recentemente le è capitato di sognare una voluttuosa fumata, svegliandosi poi con i sensi di colpa. Buffo, quel che combina l'inconscio.

Le sue conoscenze professionali le erano tornate utili per gestire i cambiamenti legati alla cessazione del fumo, come l'intestino pigro e gli otto chili di troppo messi su nei primi due mesi. Era diventata un po' la paziente di se stessa e, grazie alla dieta, nell'arco di sei mesi era riuscita a stabilizzare l'ago della bilancia, notando però un curioso saldo più che positivo: oltre ad avere meno cellulite e una pelle più luminosa, aveva guadagnato una taglia di reggiseno! C'era voluta un po' più di pazienza per risolvere i disturbi del sonno, che da sempre l'affliggevano, e l'ansia. Aveva attinto a piene mani dal bagaglio spirituale che aveva imparato a coltivare, ritagliandosi metodicamente uno spazio quotidiano di relax e meditazione: cento respiri profondi ogni giorno, sdraiata sul letto, visualizzando un cerchio di luce.

Ad ogni respiro, una breve preghiera, capace, come un mantra, di liberare la mente attraverso la ripetizione di un suono. Respiro. Voce. Ossigeno. Pace.

IL MEDICO COMMENTA

Il suo tallone d'Achille:
l'ansia

La sua risorsa segreta:
l'amore per il suo lavoro

Pur non essendo una forte fumatrice, Erica ha patito gli effetti del tabagismo, suo e di chi le è stato accanto. La sua capacità respiratoria, infatti, era al di sotto della norma, mostrava i segni dei danni tipici del tabacco: una omogenea riduzione dei volumi polmonari, l'indurimento dei bronchioli e un fenomeno chiamato *air trapping* (che, come si può intuire, indica l'impossibilità di espellere tutta l'aria dai polmoni in fase di espirazione), che può favorire, alla lunga, la formazione di un enfisema polmonare. A questa debolezza probabilmente hanno contribuito alcuni vecchi problemi di salute, come allergie di varia natura che l'avevano afflitta sin da ragazza.

Era motivata, per cui siamo partiti con una terapia nicotinica sostitutiva piuttosto leggera: cerotti a basso dosaggio associati a compresse sublinguali da assumere al bisogno, soprattutto al mattino per i problemi di stipsi già presenti, infine le gomme. Sembrava andasse tutto bene, ma dopo poche settimane si è ripartiti daccapo, anzi, secondo la rilevazione del monossido di carbonio pareva fumare anche più di prima. Dopo tre mesi, si è tentato con il bupropione, adatto a preservare il suo stato psico-fisico per continuare a svolgere al meglio la sua occupazione. Non ha neppure terminato i due mesi di terapia previsti, e ha smesso in modo definitivo.

E proprio la passione professionale ha giocato un ruolo fondamentale per venirne fuori: non soltanto nei momenti più difficili ha saputo mettere le sue competenze al servizio del proprio benessere, così come ogni giorno fa con gli altri, ma dire finalmente basta al fumo è stata anche una fondamentale occasione per una sincera dichiarazione d'amore al suo mestiere.

A PROPOSITO DI... **FUMO PASSIVO**

Il fumo degli altri, forse, non crea dipendenza, ma certamente provoca danni. Non ci sono prove, per ora, che il fumo passivo possa innescare un bisogno ricorrente simile a quello del tabacco fumato in prima persona, ma si moltiplicano i dati scientifici che ne dimostrano la nocività.

Il fumo involontario è stato dichiarato dall'Agenzia internazionale per la ricerca sul cancro (Iarc) una delle 88 sostanze sicuramente cancerogene per l'uomo (come l'amianto, per fare un esempio, che è stato bandito da molti anni).

Respirare il fumo degli altri, anche con esposizioni di breve durata, aumenta il rischio di asma negli adulti e facilita riacutizzazioni asmatiche potenzialmente pericolose. Nelle mogli (non fumatrici) dei fumatori aumentano il rischio di infarto e quello di tumore del polmone, così come accade in chi è costretto a lavorare in ambienti saturi di fumo.

I bambini esposti al fumo passivo (e in Italia sono quasi la metà) soffrono di asma più dei loro coetanei non esposti. Nei più piccoli, inoltre, la crescita polmonare è compromessa dall'effetto del PM10, le stesse polveri sottili che affliggono le città inquinate, presenti in quantità decine di volte superiori tanto nel fumo attivo quanto in quello involontario.

L'esposizione al fumo materno durante la gravidanza è considerato uno dei principali fattori di rischio per lo sviluppo del feto e anche per le cosiddette "morti in culla".

Simone:
Non adesso. Ho diciassette anni

sesso: *uomo*	
età: *17*	
dipendenza: *alta*	
motivazione: *discreta*	
strumenti: *gomme alla nicotina, cerotti alla nicotina*	
fumo: *15-20 sigarette al giorno da 6 anni*	
ha smesso: *per 2 mesi*	
per smettere ha speso: *come 1½ mese di fumo*	

"**S**ono ancora un fumatore, lo sono da sei anni". Simone si è messo in bocca una sigaretta, come tanti bambini fanno, "solo per provare" quand'era in prima media. A molti la cosa fa schifo e lasciano perdere, almeno per un po', ad altri resta il gusto della sfida e di tanto in tanto si nascondono dietro un muro per fumarne un paio con gli amici. Lui invece nell'arco di poco tempo ha iniziato a fumare tutti i giorni, in media 20 sigarette, e in certi periodi anche 40.

Adesso, che di anni ne ha diciassette, si è assestato su un pacchetto quotidiano. Gli capita di esagerare, soprattutto quando c'è da far passare il tempo: pure 10 sigarette in tre ore, se non sa cosa fare. In verità non accade spesso, tra la scuola alberghiera la mattina, il ballo in palestra il pomeriggio e il lavoro al ristorante la sera. L'anno prossimo, quando sarà diplomato, Simone farà il cuoco. Ama cucinare, da sempre coltiva il sogno di un cappello da chef, magari viaggiando per un po'. Chissà, sulle navi, nei villaggi vacanze, oppure al seguito di una squadra di calcio. Se dovesse riuscire a mettere via un bel gruzzolo, un giorno gli piacerebbe aprire un ristorante tutto suo, di cucina caraibica, con musica e danze dal vivo.

Quando sua madre aveva saputo che fumava, si era arrabbiata moltissimo, si era spaventata, aveva gridato e minacciato. E chi se ne frega. Non si erano parlati per qualche giorno. In fondo però non voleva farla preoccupare, perché le vuole un bene dell'anima. È da lei che ha preso la passione per il ballo ed è con lei che, ancora con il pannolino addosso, ha imparato i passi del mambo.

Avevano discusso a lungo, sua madre è infermiera e gli aveva spiegato quanto cara si può pagare la dipendenza dal fumo. Simone aveva capito che questa cosa non era come un ritardo o una nota dal preside, che le sigarette lo avrebbero portato su un terreno altamente sdrucciolevole.

Tre anni fa, a quattordici anni, Simone si è rivolto ad un centro antifumo. Non per sua madre, sia chiaro, ma perché davvero ci credeva e desiderava essere capace di stare senza tabacco. Ha iniziato con le cicche, le gomme alla nicotina e, per un po', è andata bene: niente sigarette. Al massimo, una o due prima di rientrare a casa. Era estate, però, e con le vacanze, trascorse tra noia e divertimento, i piani sono saltati. A settembre, tradizionalmente mese di ritorno al dovere, aveva ripreso la terapia nicotinica, questa volta con i cerotti. Un nuovo stop, poi le serate con gli amici, le risate, "Dai, fumane una, che ti fa?", ed è andata a finire nel meno originale dei modi. Quel bisogno che sembrava svanito non ha fatto che tornare allo scoperto e, dopo una settimana, già passava dal tabaccaio tutte le mattine.

Oggi Simone ha un'idea piuttosto lucida della situazione: "E come potevo? Tutti i miei amici fumavano, tutti quanti". Esattamente come ora, compresa la sua ragazza, a cui però lui ripete di smettere, perché lo sa benissimo che fumare fa male. E Simone non vuole che finisca come lui. A volte fa fatica a respirare, e il cuore inizia a battere a mille. Certi giorni si sveglia con il mal di testa e la bocca impastata, pensa "Al diavolo, adesso basta, che guadagno in salute e in quattrini". Però non ci riesce. Vorrebbe, ma non può.

È un vizio, un dannatissimo vizio, ed è tutta questione di testa: se uno ce l'ha, può smettere anche da un momento all'altro. L'ha fatto un suo amico, che aveva uno zio malato di tumore al polmone. Lo adorava, gli è stato vicino fino alla fine, e adesso è l'unico della compagnia che non fuma. Gli altri lo rispettano, per questo, è stato un grande. Anche nei mesi in cui Simone aveva quasi smesso, gli amici lo guardavano, annuendo lentamente: "Buon per te – gli dicevano – ma tanto non ce la fai".

Simone vorrebbe smettere, è solo che adesso ha diciassette anni. Magari in futuro, quando sarà un uomo fatto, avrà la forza di volontà necessaria, forse nell'arco della giornata sarà troppo impegnato con il lavoro per pensare alle sigarette, oppure avrà dei figli piccoli. Loro non fumeranno, non come i bambini di oggi, che, dice Simone, iniziano a fumare per sentirsi più grandi. Lui, invece, aveva cominciato solo per gioco.

IL MEDICO COMMENTA

Il suo tallone d'Achille:
essere un bersaglio di chi ha interesse a farlo fumare

La sua risorsa segreta:
la visione del suo futuro

Tosse e dispnea saltuaria, cioè respiro difficoltoso, ipersecrezione bronchiale, cioè catarro, ronchi e gemiti diffusi all'auscultazione, livello di monossido di carbonio nell'aria espirata pari a 11 sigarette al giorno. La situazione di Simone non era certo l'ideale per un quattordicenne. Era già molto dipendente dal fumo di tabacco, ma sinceramente motivato. Insieme, abbiamo concordato di partire con una terapia nicotinica sostitutiva per tre mesi, scegliendo le gomme. Infatti, se proprio si deve usare un farmaco antifumo a quell'età, le gomme sono le più adatte ai ragazzi, che ancora non hanno problemi odontoiatrici, sono abituati ai chewing-gum e possono trovarle più utili per placare il *craving* dei momenti di voglia intensa. La situazione, per un po', è migliorata, fumava molto di meno, e si vedeva. Con l'estate, però, era tornato a 30 sigarette al giorno, allora abbiamo provato i cerotti, con dosi più alte di nicotina, rispetto alle gomme. Dopo un mese, aveva dimezzato il numero delle sigarette. Si era messo a giocare a calcio, la scuola lo assorbiva molto, non è più tornato al centro antifumo.

Io credo che Simone smetterà di fumare. È un ragazzo, ma come tanti suoi coetanei pieni di contraddizioni, è uno che ha capito come gira il mondo e ha una visione del proprio futuro. Se dovessi puntare su di lui, lo farei. Quello che ancora non sa è che il fumo non è un "vizio", ma una dipendenza. Il vizio, infatti, ha a che fare con la trasgressione, e non

A PROPOSITO DI... **FUMO E RAGAZZI**

Il fumo fa male da subito, e smettere fa bene da subito. Però ci sono dei momenti nella vita in cui le sigarette sono più pericolose che in altri. Uno è l'adolescenza.

È un'età cruciale, in cui tutto il corpo cambia. Lo sviluppo dovrebbe progredire costantemente e la capacità polmonare dovrebbe crescere almeno fino ai diciotto anni. Ed è importante che in questo periodo la funzionalità dell'apparato respiratorio sia adeguata, perché più lavora e più si sviluppano i polmoni. Con il fumo, invece, questo meccanismo s'inceppa: si crea infiammazione, i polmoni perdono mobilità, si espandono meno e i flussi d'aria si riducono.

Ma quanti sono i baby fumatori? Ecco qualche dato.

In Italia, oggi fuma almeno un milione e mezzo di ragazzi dai 15 ai 24 anni, e tre italiani su dieci hanno acceso la loro prima sigaretta quando ne avevano meno di 15.

Si calcola che fumino circa quattro undicenni e quattordici tredicenni su cento. Nelle scuole superiori fuma il 33 per cento dei quindicenni e il 40 per cento degli studenti degli ultimi anni. Sono più precoci i teenager delle regioni del Sud, mentre non ci sono differenze significative tra

c'è nulla più omologato e conformista di un gruppo di adolescenti che fumano. Il target perfetto per le multinazionali del tabacco sono proprio loro, i fedelissimi consumatori di domani. Me lo hanno ricordato alcuni ragazzi più o meno dell'età di Simone: Jim Morrison aveva detto "Sii sempre te stesso, perché un giorno potrai dire di essere l'unico".

maschi e femmine. In alcune scuole superiori i presidi hanno addirittura dovuto arrendersi a predisporre aree fumatori.
Un giovane fumatore su tre vorrebbe smettere, ma non sa come fare. Appena ad uno su dieci è capitato nell'ultimo anno che il proprio medico gli suggerisse spontaneamente di dire basta alle sigarette.
Se un pacchetto di sigarette costasse almeno 5 euro, il 15 per cento dei ragazzi tra i 15 e i 24 anni smetterebbe di fumare e il 40 per cento ridurrebbe.
Alla stragrande maggioranza degli adulti non è mai capitato di vedere un tabaccaio che si rifiuta di vendere le sigarette a un ragazzino o che gli chiede un documento per verificare che non abbia più di 16 anni.
Proprio in un momento in cui si moltiplicano e si divulgano sempre più le conoscenze scientifiche sui rischi per la salute correlati al fumo, attivo e passivo, assistiamo a una vera epidemia di tabagismo tra i giovanissimi e le giovanissime, la più ampia mai conosciuta nel mondo occidentale industrializzato, i cui drammatici effetti e i danni si vedranno nel corso dei prossimi decenni.

PARTE II

AUTOVALUTAZIONE

In questa sezione troverai alcuni strumenti per comprendere meglio che tipo di fumatore sei e, soprattutto, che tipo di ex fumatore potrai essere.

Con i test sulla dipendenza e sulla motivazione potrai tracciare il tuo identikit e confrontarti con i personaggi che hai conosciuto nelle pagine precedenti. Con i tuoi punteggi personali potrai collocarti anche tu nel "Diagramma Barus-Boffi" e capire quali storie descrivono una situazione simile alla tua.

A questo punto, l'esperienza narrata dai protagonisti, i consigli e le considerazioni del medico e le notizie contenute nei box tematici accanto a ciascuna storia diventeranno un serbatoio importante di informazioni da cui attingere a piene mani per costruire, finalmente, il metodo che serve a te.

Potrai riflettere sulle motivazioni a smettere che hanno spinto persone simili a te, sapere cosa ha consigliato loro il medico, quali rimedi sono stati utili e quali hanno fallito.

Con i test successivi, sulle emozioni, la dieta, la respirazione, i costi e l'autoefficacia potrai ulteriormente calibrare le soluzioni a seconda delle tue specifiche necessità.

Dipendenza: Test di Fagerström

Quante volte hai detto: "Fumo, ma posso smettere quando voglio". Sarà vero? Ecco un test per misurare il tuo grado di dipendenza dalla nicotina.

	PUNTI	**PUNTEGGIO**	
Al risveglio, fumi la prima sigaretta entro:			
5 minuti	3		
6-30 minuti	2		
31-60 minuti	1		
più di 60 minuti	0		
Trovi difficile non fumare dove è proibito?			
sì	1		
no	0		
Quale sigaretta troveresti più difficile lasciare?			
la prima del mattino	1		
qualsiasi altra	0		

RISULTATI

punteggio	*dipendenza dalla nicotina*
0-2	molto bassa
3-4	bassa
5	media
6-7	alta
8-10	molto alta

	PUNTI	PUNTEGGIO
Quante sigarette fumi al giorno?		
non più di 10	0	
11-20	1	
21-30	2	
più di 30	3	
Fumi di più nella prima ora dopo il risveglio rispetto agli altri momenti della giornata?		
sì	1	
no	0	
Fumi anche quando stai male tanto da dover restare a letto per la maggior parte del giorno		
sì	1	
no	0	
Totale		

Tieni presente che la dipendenza dalle sigarette può facilmente aumentare nel tempo. Se la catena che ti lega al fumo è ancora sottile, approfittane e liberatene il più presto possibile. Se non sei più tu che controlli il tabacco, ma è il tabacco che controlla te, chiedi aiuto al tuo medico oppure a un centro antifumo.

Motivazione: Test Hôpital Mondor

Vuoi davvero smettere? A che punto sei del tuo processo decisionale? Questo test ti aiuta a capire se è il momento giusto. Somma i punteggi delle affermazioni che descrivono la tua situazione.

	PUNTI	PUNTEGGIO	
ho deciso spontaneamente di smettere	2		
ho già smesso di fumare per più di una settimana	1		
attualmente non ho problemi sul lavoro	1		
attualmente non ho problemi sul piano familiare	1		
mi voglio liberare da questa schiavitù	2		
pratico dello sport / ho intenzione di praticarlo	1		

RISULTATI

punteggio	*possibilità di successo*
più di 16	ottime
12-16	buone
6-11	discrete
meno di 6	forse non è il momento

		PUNTI	PUNTEGGIO
	voglio raggiungere una forma fisica migliore	1	
	voglio curare il mio aspetto fisico	1	
	aspetto un bambino	1	
	ho dei figli piccoli	2	
	attualmente sono di buon umore	2	
	di solito porto a termine quello che intraprendo	1	
	sono di temperamento calmo e disteso	1	
	il mio peso è abitualmente stabile	1	
	voglio migliorare la qualità della mia vita	2	
	Totale		

Anche se hai ottenuto un punteggio basso, è tempo di riflettere e mettere a fuoco quali sono ancora i lacci che ti legano al fumo. Non ti demoralizzare e provaci comunque, potresti scoprire un lato sorprendente di te.

Diagramma Barus-Boffi

Una volta che hai ottenuto i tuoi punteggi su dipendenza e motivazione, trova le coordinate all'interno del grafico e scopri a chi sei più vicino.

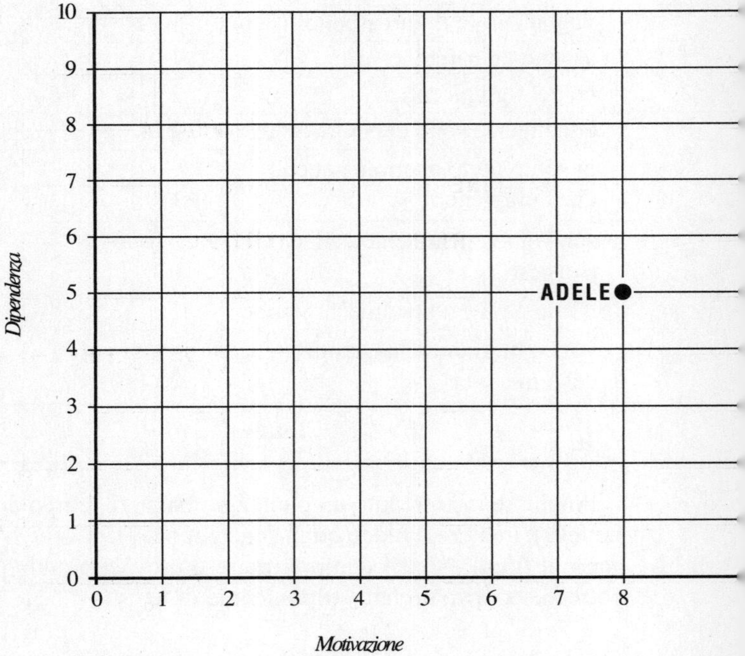

	motivazione	*dipendenza*
Adele	8	5
Filippo	14	6
Sonia	15	8
Anna	10	1
Luigi	13	8
Rachele	13	6
Grazia	12	10
Daniele	17	4
Erica	13	4
Simone	10	7

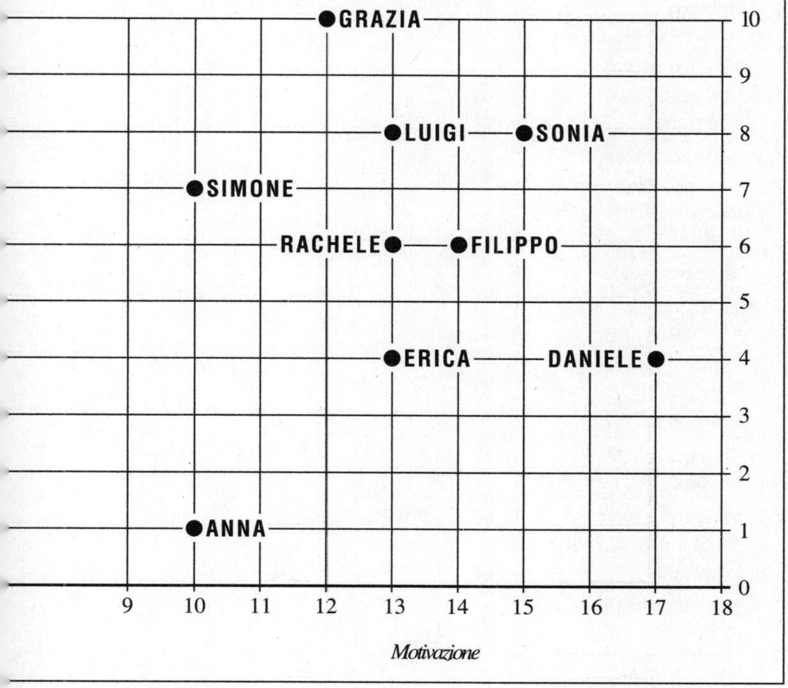

Smettere di fumare significa andare incontro a cambiamenti importanti e alcuni potrebbero metterti in difficoltà. I test che seguono ti possono aiutare a scoprire se l'ansia e il tono dell'umore sono un tuo lato debole o un punto di forza.

	QUASI MAI	QUALCHE VOLTA	SPESSO	SEMPRE	PUNTEGGIO	
1 Sono più ansioso del solito	1	2	3	4		
2 Ho paura senza motivo	1	2	3	4		
3 Mi sento turbato facilmente e ho paura	1	2	3	4		
4 Sento che va tutto bene e che non succederà niente di male	4	3	2	1		
5 Mi sento a pezzi	1	2	3	4		
6 Mi tremano le gambe e le braccia	1	2	3	4		
7 Soffro di emicranie, mal di collo e di schiena	1	2	3	4		
8 Mi sento debole e mi stanco con facilità	1	2	3	4		
9 Mi sento calmo e riesco a stare seduto facilmente	4	3	2	1		
10 Sento il cuore battere forte	1	2	3	4		

Emozioni/1: Test di Zung

Usi la sigaretta come antistress? Valuta il tuo livello di ansia e, se è il caso, corri ai ripari.

	QUASI MAI	QUALCHE VOLTA	SPESSO	SEMPRE	PUNTEGGIO
11 Soffro di capogiri	1	2	3	4	
12 Mi sento svenire	1	2	3	4	
13 Respiro con facilità	4	3	2	1	
14 Sento intorpidimento e formicolio alle dita	1	2	3	4	
15 Soffro di mal di stomaco e di cattiva digestione	1	2	3	4	
16 Devo urinare spesso	1	2	3	4	
17 Ho le mani calde e asciutte	4	3	2	1	
18 Arrossisco facilmente	1	2	3	4	
19 Mi addormento facilmente e dormo bene	4	3	2	1	
20 Ho degli incubi	1	2	3	4	
Totale					

INTERPRETAZIONE DEI PUNTEGGI

20-49 ⟶ manifestazioni considerate ‘normali’	
50-60 ⟶ sei un po’ ansioso	
61-70 ⟶ sei abbastanza ansioso	
71-80 ⟶ sei troppo ansioso, consulta un medico	

Emozioni/2: Test di Zung

Alcune sostanze contenute nelle sigarette agiscono sul tono dell'umore. Chi smette deve essere pronto a riconoscere i segnali di difficoltà.

	QUASI MAI	QUALCHE VOLTA	SPESSO	SEMPRE	PUNTEGGIO	
1 Mi sento scoraggiato, depresso e triste	1	2	3	4		
2 La mattina è il momento in cui mi sento meglio	4	3	2	1		
3 Ho crisi di pianto o mi sento come se stessi per piangere	1	2	3	4		
4 Ho problemi di sonno durante la notte	1	2	3	4		
5 Continuo a mangiare tanto quanto mangiavo prima	4	3	2	1		
6 Mi piace ancora avere rapporti sessuali	4	3	2	1		
7 Ho notato che sto perdendo peso	1	2	3	4		
8 Ho problemi di stipsi (stitichezza)	1	2	3	4		
9 Il mio cuore batte più velocemente del solito	1	2	3	4		
10 Mi stanco senza motivo	1	2	3	4		
11 La mia mente è lucida quanto prima	4	3	2	1		

	QUASI MAI	QUALCHE VOLTA	SPESSO	SEMPRE	PUNTEGGIO
12 Trovo facile fare le cose che facevo prima	4	3	2	1	
13 Sono agitato e non riesco a rimanere fermo	1	2	3	4	
14 Sono ottimista riguardo al futuro	4	3	2	1	
15 Sono più irritabile del solito	1	2	3	4	
16 Trovo facile prendere decisioni	4	3	2	1	
17 Mi sento utile e necessario	4	3	2	1	
18 Ho una vita piuttosto intensa	4	3	2	1	
19 Ho la sensazione che gli altri starebbero meglio senza di me	1	2	3	4	
20 Gradisco ancora fare le cose che facevo prima	4	3	2	1	
Totale					

INTERPRETAZIONE DEI PUNTEGGI

20-49 ⟶	manifestazioni considerate 'normali'
50-60 ⟶	sei un po' giù di tono
61-70 ⟶	sei abbastanza giù di tono
71-80 ⟶	sei troppo giù di tono, consulta un medico

Peso e benessere

Può succedere che chi smette di fumare prenda qualche chilo in più nei primi mesi di astinenza. È una situazione che si risolve in genere entro un breve periodo e che si può prevenire con un'alimentazione equilibrata e con una regolare attività fisica.

	TUTTI I GIORNI	2 VOLTE A SETTIMANA	
Carne rossa	4	3	
Salumi e carne in scatola	4	3	
Carne bianca (pollo, tacchino, coniglio)	3	2	
Uova	4	2	
Formaggi	4	3	
Farina "0" e "00" e derivati	4	2	
Zucchero, dolci e merendine	4	3	
Fast food	4	3	
Burro e altri grassi animali	4	3	
Bevande zuccherate e/o gassate	4	3	

RISULTATI

Da 0 a 8 punti

Se non mangi questi cibi, o li mangi raramente, non avrai problemi a tenere il peso sotto controllo. Fai comunque attività fisica e attenzione alle quantità. Se sei vegetariano, bilancia bene la tua alimentazione.

Da 9 a 17 punti

Il rischio di prendere peso è basso, controlla però se hai qualche casella con punteggi alti (4 o 3) nelle tue risposte e correggi quelle abitudini alimentari.

Da 18 a 26 punti

Attento, il punteggio comincia ad essere alto, sei a rischio di ingras-

Se la bilancia ti preoccupa, puoi iniziare a valutare il tuo comportamento a tavola per adottare fin da subito uno stile di vita corretto (*vedi la sezione "Dieta"*).

Controlla quante volte mangi questi cibi, poi somma i punti e valuta il tuo punteggio.

	1 VOLTA A SETTIMANA	**1 VOLTA OGNI 15 GIORNI**	**1 VOLTA AL MESE**	**PUNTEGGIO**
	2	1	0	
	2	2	0	
	1	0	0	
	1	0	0	
	1	0	0	
	1	0	0	
	2	1	0	
	2	2	0	
	2	1	0	
	1	0	0	
			Totale	

sare. Se non hai dato risposte con punteggi alti (4 o 3) il rischio non è comunque elevato.

Da 27 a 35 punti

Allarme, se continui così ingrasserai sicuramente e rischi anche di danneggiare la tua salute. Controlla le caselle con punteggi alti (4 o 3) e correggi gli errori alimentari più importanti.

Da 36 a 43 punti

Allarme rosso, la tua alimentazione è veramente sbagliata. Non solo ingrasserai ma così rischi fortemente di danneggiare la tua salute, correggi le tue abitudini alimentari e fai attività fisica.

IL TUO PESO FORMA

Unisci con il righello la tua statura e il tuo peso e vedi dove il righello incontra la banda centrale.

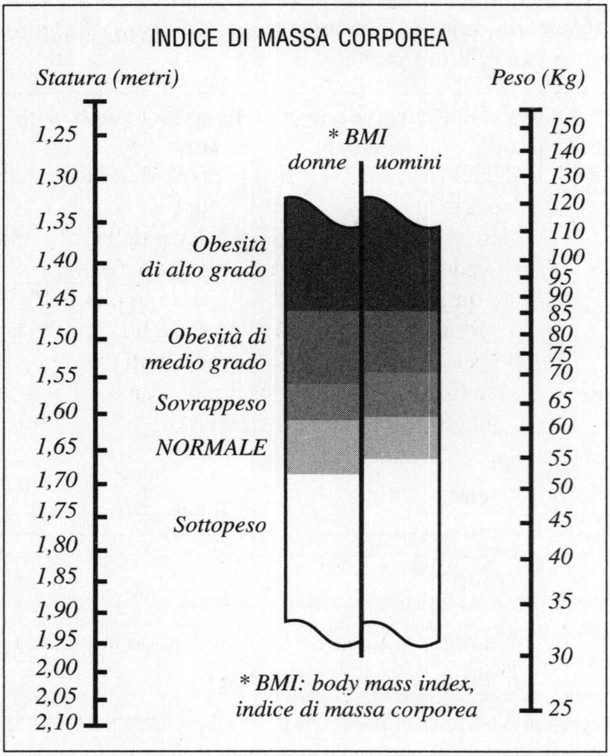

A cura di Roberto Boffi e Anna Villarini, con il contributo di Pfizer (BIOS - Anno 10, Numero 1 - Supplemento 1, Gennaio 2008).

Come sta il tuo respiro?

Hai il fiato corto? Per valutare la salute del tuo respiro consulta la Scala della dispnea, modificata dal Medical Research Council (MMRC).
Scegli l'affermazione che meglio descrive la tua condizione.

- Non mi manca mai il fiato oppure solo per sforzi intensi (0)
- Mi manca il fiato solo se corro in piano o se faccio una salita leggera (1)
- Cammino più lentamente della gente della mia età quando vado in piano, oppure mi devo fermare per respirare quando cammino al mio passo in piano (2)
- Mi devo fermare per respirare dopo che ho camminato in piano per circa 100 metri o pochi minuti (3)
- Mi manca troppo il fiato per uscire di casa o mi manca il fiato quando mi vesto o mi spoglio (4)

valore	*grado di dispnea*
0	no dispnea
1	dispnea in salita
2	dispnea in pianura
3	necessità di fermarsi camminando in pianura
4	dispnea al minimo sforzo

Se soffri di dispnea o se pensi di avere un problema con il tuo respiro, parlane con il tuo medico.

Il diario

Prova a tenere un diario delle sigarette che fumi, annotando l'ora, le circostanze, le sensazioni positive o negative. Per ognuna, pensa quanto ti è piaciuta e se potresti farne a meno. Poi, rifletti su cosa potresti fare in alternativa, come puoi ribaltare le routine che alimentano la tua abitudine al fumo. Datti l'opportunità di guardare a ogni momento fumo da un altro punto di vista: sfuggi agli automatismi, cambia posizione, luoghi, anche la mano con cui usi il telefono. Smettere è anche una questione di creatività!

NR	QUANDO E DOVE	CON CHI	DA 1 A 5: QUANTO TI È PIACIUTA?	RIUSCIRAI A FARNE A MENO?	ALTERNATIVE
1	al risveglio, in cucina, davanti al caffè	con Luca	4	no	• colazione al bar sotto casa • sostituisco una spremuta al caffè
2	alla fermata mentre aspetto l'autobus	da sola	1 (neppure finita)	sì	• compro il giornale • arrivo a piedi alla fermata successiva • telefono a un amico • faccio un cruciverba
3					•
4					•
...					

«Ce la farò»

Sulla voglia di fumare pesano di più gli stimoli esterni e sociali oppure quelli interni e individuali?

Con lo *Smoking self-efficacy questionnaire* adattato ti puoi fare un'idea.

	RIESCO A NON FUMARE	SÌ	SÌ E NO	NO	PUNTEGGIO
1	quando sono molto angosciato	2	1	0	
2	quando sono arrabbiato	2	1	0	
3	in compagnia di fumatori	2	1	0	
4	quando bevo un caffè	2	1	0	
5	bevendo un bicchiere con amici	2	1	0	
6	quando mi manca la sigaretta	2	1	0	
7	dopo un pasto	2	1	0	
8	quando ho il morale a terra	2	1	0	
9	bevendo un bicchiere di vino, birra o altri alcolici	2	1	0	
10	quando festeggio qualche cosa	2	1	0	
11	quando mi sento nervoso	2	1	0	
12	quando penso a come risolvere un problema difficile	2	1	0	
13	nei momenti di relax	2	1	0	
14	durante le pause	2	1	0	
15	dopo il risveglio	2	1	0	

Punteggio stimoli interni (affermazioni 1, 2, 6, 8, 11, 12, 13)
Punteggio stimoli esterni (affermazioni 3, 4, 5, 7, 9, 10, 14, 15)
Punteggio totale

I costi

Cosa faresti se ti aumentassero lo stipendio annuale di 1.000 euro netti? Vale la pena farci un pensierino, dato che è più o meno quello che accade al fumatore medio italiano che smette.

Si fa in fretta a fare i conti. Ogni anno, si lasciano dal tabaccaio una tredicesima, due rate del mutuo, una crociera nel Mediterraneo, un corso di inglese, tre mesi di asilo nido, un abbonamento alla palestra...

Calcola quanto spendi in sigarette e, accanto, annota cosa potresti fare con i soldi che ti resterebbero in tasca smettendo.

	FUMATORE MEDIO	**IO**	**COSA FAREI**
Prezzo di un pacchetto	4 euro		
Prezzo di una sigaretta	0,20 euro		
Sigarette fumate al giorno	14		
Spesa:			
• al giorno	2,8 euro		
• a settimana	19,60 euro		
• al mese	84 euro		
• all'anno	1.022 euro		

Nel 2006 in Italia si sono vendute sigarette, sigari, tabacco e altri prodotti da fumo per un guadagno di circa 12,5 miliardi di euro. Secondo l'Organizzazione mondiale della sanità, le entrate legate alle imposte sul tabacco sono 4.000 volte più alte della spesa in politiche antifumo nei

Paesi a reddito medio e 9.000 volte più alte in quelli a basso reddito. I Paesi ricchi raccolgono circa 340 volte più denaro dalle imposte sui tabacchi di quanto non spendano in iniziative antifumo.

Da un'indagine condotta nel 2008, l'aspetto economico è tutt'altro che secondario per la quotidianità di chi fuma. Se il prezzo minimo di un pacchetto di sigarette aumentasse a 5 euro la metà dei fumatori cambierebbe abitudini: fumerebbe meno (36,3 per cento), smetterebbe (8,7 per cento), passerebbe alle sigarette fatte a mano (4,5 per cento). (*fonte: indagine Doxa-Iss, Il fumo in Italia, 2008*)

PARTE III

PRATICAMENTE

Perché smettere è possibile

Non importa per quanto tempo le sigarette hanno scandito la propria esistenza, né quante se ne sono fumate: ogni persona merita di liberarsi dal tabagismo e, se decide di farlo, lo può fare.

D'un tratto o gradualmente, senza tornare indietro o ricominciando più volte, da soli o con l'aiuto di un medico, i passi fondamentali sono:

- alimentare la motivazione
- minimizzare gli ostacoli

ALIMENTARE LA MOTIVAZIONE

In Italia sono oltre 9 milioni le persone che hanno smesso di fumare, più di 560.000 nell'ultimo anno.

Perché hanno smesso?

- Perché fumare fa male: 40%
- Per motivi di salute: 38,5%
- Per gravidanza o nascita di un figlio: 7,3%
- Per imposizione del partner o dei familiari: 3,7%
- Perché non piaceva più, dava fastidio: 1,5%
- Per liberarsi da una schiavitù: 0,4%
- Per raccomandazioni del medico: 3,6%

- Per risparmiare: 2,8%
- Per i divieti nei luoghi pubblici: 0,5%
- Altro: 1,6%

(*fonte: indagine Doxa-Iss 2008*)

Come hanno fatto?

Il 3 per cento ha cercato un aiuto psicologico, il 2,7 per cento è ricorso ai farmaci e la stragrande maggioranza (94,3 per cento) non si è avvalsa di alcun tipo di supporto.

È evidente che la motivazione a scrollarsi di dosso il giogo del tabagismo è fondamentale e insostituibile.

(*fonte: indagine Doxa-Iss 2008*)

Come per il bisogno di fumare, anche la capacità di smettere nasce dalla confluenza di più elementi. Proteggere la propria salute, l'amore per i propri cari, l'insofferenza verso una dipendenza ingombrante… Quale che sia il fattore X che inizia a far pensare di non voler più fumare, si arriva al risultato attraverso un percorso, che è innanzitutto un cammino attraverso la conoscenza di sé e la disponibilità al cambiamento.

Il percorso motivazionale, ahimè, non è una bella strada diritta, ma può essere tortuosa e accidentata, a volte con delle inattese curve a gomito, se non delle vere e proprie inversioni a U. Una delle rappresentazioni più diffuse del processo di cambiamento è il cosiddetto modello transteorico di Prochaska e Di Clemente, che comprende sei fasi: la precontemplazione ("fumo, e sto bene così"), la contemplazione ("voglio smettere, prima o poi dovrò farlo"), la determinazione ("ho deciso: smetto"), l'azione ("ok, ho smesso"), il mantenimento ("continuo a non fumare"), oppure l'eventuale ricaduta. Da qui, ogni fumatore può proseguire nella stessa condizione o ricadere nelle vecchie abitudini e trovarsi prima o poi nella condizione di ripartire.

I TEMPI: MEGLIO IL D-DAY O UN ADDIO GRADUALE?

Fissare una data per spegnere l'ultima sigaretta (e, naturalmente, non accenderne altre!) è una strategia utile per rafforzare il progetto di cessazione ed evitare di rimandare all'infinito. Per alcune persone, però, l'idea di un termine spartiacque può essere una fonte di ansia ed è preferibile entrare nell'ordine di idee che "oggi non fumo, domani si vedrà". In ogni caso, ogni giorno può essere la conferma di una scelta di libertà.

Il momento giusto per smettere è diverso per ciascun individuo; si può scegliere una data piena di significato, come il compleanno, la nascita di un figlio, una promozione sul lavoro.

In genere alcuni periodi possono offrire qualche

vantaggio in più, come quelli in cui si spezza il tran-tran quotidiano, ci si allontana da luoghi, persone e situazioni che si associano al fumo; l'occasione può essere ad esempio un viaggio, un nuovo lavoro, un trasloco. In altri invece, come i momenti di forte stress lavorativo o familiare, potrebbe essere più facile ricascare nell'abitudine consolatoria della sigaretta e quindi si può decidere di ridurre e rimandare per un po' lo stop definitivo. L'importante è essere onesti con se stessi, cercando di capire quando le difficoltà quotidiane diventano poco più di un alibi.

Se la cessazione brusca resta il metodo più consigliato dagli esperti, di recente si è diffusa la cosiddetta *reduction to stop*. Consiste in una riduzione drastica del numero di sigarette giornaliere, che va almeno dimezzato entro sei settimane, alternando magari in questo periodo le sigarette con gomme e/o inalatori alla nicotina (attenzione: non fumando mai almeno mezz'ora prima e mezz'ora dopo l'assunzione del prodotto sostitutivo) e cercando poi di smettere di fumare nei sei-nove mesi successivi, avvalendosi anche dei farmaci tradizionali. È stato dimostrato che con questo sistema graduale, adatto soprattutto ai soggetti poco motivati, può smettere definitivamente di fumare un altro 10 per cento di fumatori che, altrimenti, non vi riuscirebbe.

MINIMIZZARE GLI OSTACOLI

È importante cogliere l'attimo e cavalcare l'onda della motivazione quando essa è più vivida, considerando l'eventualità di farsi aiutare soprattutto nei primi mesi, quando la voglia di fumare aggredisce ancora e le difficoltà possono intralciare i progetti di rinnovamento.

Esiste una gran quantità di risorse a cui gli aspiranti ex fumatori possono ricorrere. Alcune, come la terapia nicotinica sostitutiva, il bupropione, la vareniclina e il supporto psicologico, sono state convalidate da evidenze scientifiche, altre no (o non ancora). Alcune puntano a contrastare l'assuefazione, altre ad alleviare i sintomi dell'astinenza o i danni arrecati dal fumo pregresso. Spesso un approccio non esclude l'altro e anzi, l'integrazione di vari tipi di sostegno può servire a compensare diversi tipi di disagio. È un po' come in un grande gioco di ruolo: la scelta delle armi dipende dalla propria identità e dai nemici che si incontrano, livello dopo livello.

LE RISORSE

I farmaci sostitutivi nicotinici

Servono soprattutto:

- ai fumatori al primo tentativo che temono gli effetti dell'astinenza
- ai fumatori con una dipendenza moderata
- come sostegno durante altre terapie farmacologiche o psicologiche
- per chi vuole ridurre gradualmente il numero delle sigarette

Detti anche NRT, da *Nicotine Replacement Therapy*, sono prodotti a base di sola nicotina, efficaci e con pochi effetti collaterali. Sono adatti come prima opzione per contrastare i sintomi di astinenza nel tentativo di smettere, specialmente se la dipendenza da nicotina non è particolarmente elevata.

Come per qualsiasi altro approccio, farmacologico e non, vale la pena ricordare che si tratta di coadiuvanti per smettere di fumare: non fanno miracoli e in nessun caso possono sostituire la motivazione di ciascuno a conquistarsi una vita senza fumo.

Si trovano in varie forme:

Per mantenere l'equilibrio – cerotti transdermici: si attaccano sulla pelle, in una zona asciutta, pulita e priva di peli, lontano da ferite, infiammazioni e pieghe della cute (ad esempio, su braccia o spalle), cambiando area ogni giorno, onde evitare irritazioni. Servono un po' come le rotelline posteriori per chi impara ad andare in bicicletta: mantengono l'equilibrio lasciando pedalare come se niente fosse. I cerotti, infatti, garantiscono un rilascio costante di nicotina nell'arco della giornata; si mettono la mattina e non ci si pensa più solitamente almeno per 16 ore, si rimuovono la sera prima di andare a letto. I dosaggi più utilizzati sono quelli da 5, 10 e 15 mg, rispettivamente per fumatori lievi, moderati e accaniti. Per i casi più difficili, esistono anche prodotti da 24 ore, da 7, 14 o 21 mg. In genere, dopo il primo mese si riduce la dose, se serve proseguendo poi ancora un terzo mese prima di smettere.

Per i nostalgici del gesto – inalatori (o inhaler): sono dei bocchini di plastica caricati con cartucce di nicotina. Sono adatti alle crisi intense, perché la nicotina inalata ha effetto quasi immediato e permette di blandire l'urgenza del fumo. Possono aiutare anche i fumatori che soffrono di nostalgia per i vecchi gesti, perché impegnano mani e bocca, ricordando la sigaretta e concedendo un po' di tempo in più per lo "svezzamento". Se la mancanza della nicotina non è un problema, esistono anche le cosiddette "sigarette alternative", da tenere in bocca, ovviamente senza accendere e aspirando soltanto, che di solito sono aromatizzate o hanno un "filtro" in gomma masticabile. Altrimenti, resta sempre valido il vecchio trucco della stecca di liquirizia.

Per i momenti di crisi – gomme, compresse sublinguali o confetti: sono utili al bisogno, per sostituire le sigarette più difficili da abbandonare, come la prima del mattino o in situazioni di stress; ci vuole comunque una certa moderazione nel loro uso, e in ogni caso non vanno mai assunti subito prima o dopo una sigaretta.

I chewing-gum sono disponibili anche al gusto di menta e vanno tenuti per una mezz'ora a contatto con la mucosa della guancia, masticando solo di tanto in tanto; possono essere poco adatti in caso di reflusso gastroesofageo (masticare gomme stimola i succhi gastrici), protesi dentarie o problemi odontoiatrici. In questo caso sono meglio le compresse (dette anche *microtabs*), da trattenere sotto la lingua finché non si sciolgono, oppure i confetti da succhiare.

L'NRT va assunta con regolarità per due o tre mesi (il periodo più a rischio, per l'astinenza da nicotina, di aumento dell'appetito, insonnia, ansietà, disturbi dell'umore, stipsi), con dosaggi giornalieri da ridurre progressivamente con cadenza mensile.

Abbandonare la nicotina... con la nicotina? Potrà sembrare strano che una dipendenza venga contrastata attraverso la somministrazione della sostanza stessa che l'ha suscitata, sia pure in quantità contenute. In fondo, si tratta pur sempre di nicotina: qual è allora il vantaggio rispetto alla sigaretta? È che i prodotti farmaceutici rilasciano nicotina in modo più lento e graduale. Proprio l'onda d'urto della nicotina sul sistema nervoso è un elemento cruciale per produrre dipendenza; fumando, infatti, la sostanza raggiunge molto rapidamente il cervello, stimola i recettori presenti sulla superficie delle cellule nervose e induce la liberazione di dopamina e adrenalina, neurotrasmettitori associati a sensazioni di piacere, euforia e benessere. Subito dopo il primo tiro, però, la concentrazione di nicotina crolla, i recettori ormai moltiplicati restano "a bocca asciutta" e il bisogno di una ulteriore dose aumenta.

Gli NRT sono prodotti da banco, acquistabili in farmacia anche senza la ricetta del medico; è necessario comunque leggere i foglietti illustrativi e attenersi alle istruzioni. È importante non fumare durante l'assunzione, per evitare sovradosaggi di nicotina. Per farne un uso più consapevole, in ogni caso, è utile il consiglio di un medico, anche perché il dosaggio dell'NRT è in funzione del grado di dipendenza e del numero di sigarette fumate, ma capita spesso che un fumatore non sappia con precisione *come* fuma e quanto aspira: contare i mozziconi allora non basta e solo la misurazione del monossido di carbonio espirato, che può effettuare un medico con l'apposito dispositivo, dà risposte attendibili.

Per i forti fumatori, il medico può consigliare di usare l'NRT a supporto di un'altra terapia farmacologica, come quella con bupropione. Per la bassa dipendenza, invece, la compensazione di nicotina non è in genere necessaria, anche se a volte un aiuto farmacologico può aumentare le chance di riuscita. Per un breve periodo, infatti, tenere le gomme o gli inhaler a portata di mano può aiutare a sentirsi più sicuri nei momenti di crisi.

DIPENDENZA	CEROTTI	GOMME O CONFETTI	
media	Da 10 mg per uno o due mesi Da 5 mg per un altro mese	8-12 al giorno (da 2 mg) 4-6 al giorno (da 4 mg) per un paio di mesi, poi ridurre gradualmente nell'arco del mese successivo	
alta	Da 15 mg, 10 mg e 5 mg, scalando di mese in mese	12-18 al giorno (da 2 mg) 6-9 al giorno (da 4 mg) per un paio di mesi, poi ridurre gradualmente nell'arco del mese successivo	
molto alta	Da 15 mg per uno o due mesi, poi scendere a 10 mg per il mese successivo e a 5 mg per un mese ancora; nei casi difficili: cerotti da 24 ore, da 21 mg per un mese, poi scendere a 14 mg per il mese successivo e poi a 7 mg ancora per un mese o due	18-24 al giorno (da 2 mg) 9-12 al giorno (da 4 mg) per un paio di mesi, poi ridurre gradualmente nell'arco di un mese o due	

Ecco uno schema indicativo per orientarsi con i prodotti e i dosaggi, a seconda del livello di dipendenza dalla nicotina (attestato secondo il test di Fagerström):

	COMPRESSE SUBLINGUALI	**INALATORE**
	8-12 al giorno per un paio di mesi, poi ridurre gradualmente nell'arco del mese successivo	4-6 cartucce al giorno per due mesi, poi ridurre gradualmente nell'arco del mese successivo
	Una ogni 1-2 ore per un paio di mesi, poi ridurre gradualmente nell'arco del mese successivo	6-12 cartucce al giorno per due mesi, poi ridurre gradualmente nell'arco del mese successivo
	Una ogni ora per un paio di mesi, poi ridurre gradualmente nell'arco di un mese o due	Circa 12 cartucce al giorno per due mesi, poi ridurre gradualmente nell'arco di un mese o due

I farmaci non nicotinici

Un secondo gradino di intervento farmacologico è costituito dal bupropione e dalla vareniclina. Entrambi sono medicinali potenti e quindi necessitano della prescrizione di un medico. Per ora, non sono rimborsati dal Servizio sanitario nazionale e sono perciò a carico dell'acquirente.

Bupropione

Serve soprattutto:

- ai fumatori che non hanno smesso con altri sistemi
- ai forti fumatori a rischio
- ai fumatori con altre patologie che impongono di smettere al più presto
- ai fumatori che temono di ingrassare

È un farmaco della classe degli antidepressivi che agisce sui neurotrasmettitori coinvolti nella dipendenza da nicotina, la dopamina e la noradrenalina, stimolando la prima (legata alle sensazioni di piacere) e inibendo l'attivazione della seconda, che normalmente si verifica quando viene a mancare la nicotina producendo effetti negativi (ansia, insonnia, disturbi dell'umore, aumento dell'appetito e altro ancora). Il risultato di queste interazioni biochimiche è quello di attenuare il desiderio di fumare e la sindrome da astinenza.

Il bupropione (nome commerciale Zyban®) si assume in compresse, in dosi di 300 mg suddivise in due somministrazioni giornaliere (una sola al mattino per 7 giorni, poi al mattino e al pomeriggio, ad almeno 8 ore di distanza tra loro, dalla data dello stop-fumo e per almeno altre 7 settimane). È generalmente ben tollerato, gli effetti collaterali più frequenti sono cefalea, insonnia e secchezza delle fauci, e richiede comunque un attento monitoraggio da parte del medico. Va assolutamente evitato in alcuni casi specifici, come nelle situazioni di rischio epilettico, in presenza di crisi convulsive, precedenti interventi neurochirurgici o traumi cranici, consumo eccessivo di alcolici passato o recente.

In generale, il bupropione può essere una buona scelta soprattutto come intervento di seconda linea, quando le altre strategie non sono state efficaci, oppure nei fumatori a rischio e affetti da patologie respiratorie o cardiovascolari che controindicano assolutamente il fumo. Non va inoltre sottovalutato il suo effetto anoressizzante e simil-anfetaminico, gradito a coloro che non vogliono aumentare di peso né essere "sotto tono" per aver smesso di fumare.

Vareniclina

Serve soprattutto:

- ai fumatori che non hanno smesso con altri sistemi
- ai fumatori con un'elevata dipendenza dalla nicotina

- ai fumatori che vogliono un farmaco che renda difficile fumare

Nota anche come il “vaccino antifumo”, è entrata recentemente nelle farmacie italiane con il nome Champix®.

Svolge una funzione di agonista parziale della nicotina, agisce cioè sui recettori cerebrali della sostanza, bloccandone il legame e allo stesso tempo stimolando parzialmente il rilascio di dopamina, sostanza del piacere: in questo modo rende più difficile fumare e riduce i sintomi dell'astinenza e della dipendenza. Non sembrano esserci controindicazioni importanti: le uniche limitazioni note sono l'età superiore ai 18 anni e una buona funzionalità dei reni. È bene durante i 3 mesi di trattamento (il periodo minimo di assunzione) bere molto, perchè il farmaco viene eliminato per il 90 per cento per via renale, e comunque le compresse di vareniclina richiedono sempre la stretta sorveglianza del medico. Bisogna smettere di fumare entro la seconda settimana di terapia e gli effetti collaterali più frequenti sono la nausea e altri disturbi gastroenterici, insonnia e alterazione dell’attività onirica, cefalea e aumento dell’appetito.

Gli studi condotti finora hanno mostrato che dopo tre mesi di terapia riesce a smettere il 44 per cento dei fumatori trattati con vareniclina, percentuale che scende al 30 per cento in chi ha assunto il bupropione e al 18 per cento in chi ha preso il placebo. In casi selezionati, può essere utile prolungare il trattamento con vareniclina per altri tre mesi, così da ridurre il rischio di ricadute.

Altri farmaci

Alcuni medicinali possono giocare una parte importante come complemento della terapia antifumo e come supporto della disassuefazione, perché utili a ridurre i sintomi di disturbi come l'ansia, l'insonnia, la stipsi. Questi e altri malesseri, a volte di nuova comparsa, a volte preesistenti e aggravati dalla mancanza di nicotina, spesso complicano la vita a chi si impegna a smettere di fumare. Pertanto ansiolitici, induttori del sonno e lassativi, a dosaggi bassi e per un periodo di tempo limitato, sono a volte una soluzione utile.

SE IL TUO MEDICO DI FAMIGLIA È DISTRATTO...

Il medico di famiglia è indispensabile per prescrivere farmaci, ma non solo: è la figura chiave che dovrebbe sostenere fumatori, aspiranti non fumatori ed ex fumatori.

Ecco alcune domande per coinvolgere (e provocare) colui che dovrebbe essere il tuo migliore alleato.

1. *Lei lo sa che fumo, vero?*
2. *Forse non glielo avevo detto, ma ho ripreso a fumare dopo un anno di astinenza. Mi sembra che la pressione del sangue andasse meglio in quel periodo. Può controllare, per una mia curiosità?*
3. *Ho sentito dei centri antifumo dell'ASL, mi può dire qualcosa?*
4. *È vero che smettere di fumare può cambiare il mio metabolismo? Sa, con le pastiglie che prendo non saprei come comportarmi se decido di smettere.*
5. *Ho sentito che il fumo di sigaretta inquina più di un diesel. Ma è vero, secondo lei?*
6. *Dottore, so che lei non ha molto tempo per darmi tutti i consigli per smettere. Pensa che la sua infermiera sarebbe capace?*
7. *Dottore, vengo per mio padre, sa ha la bronchite cronica grave. Ma non si può fare qualcosa per aiutarlo a smettere?*

Sostegno psicologico, motivazionale e comportamentale

Serve soprattutto:

- a definire e consolidare le motivazioni individuali e la disponibilità al cambiamento
- a gestire i momenti di crisi
- ad attenuare i sintomi sgradevoli

Le tecniche comportamentali e cognitive puntano ad agire sulla consapevolezza del fumatore e su atteggiamenti che aiutano la cessazione; possono essere svolte individualmente o in gruppo, con la guida di un terapeuta esperto.

Per riprendere in pugno la situazione – strategie di controllo: suggeriscono diversi metodi per gestire la risposta all'impulso di fumare, riconoscendo e anticipando stimoli e situazioni a rischio, registrando le abitudini di consumo del tabacco, aderendo a programmi di riduzione pianificata e altro ancora; concentrarsi su un tipo di comportamento aumenta motivazione e consapevolezza.

Per darsi forza – esercizio fisico: consente di centrare diversi obiettivi mantenendo il corpo in attività; stimola la produzione di endorfine, che compensano la mancanza dell'azione eccitante e antidepressiva della nicotina, si fronteggiano i momenti di *craving* con un diversivo, si rafforza l'autostima e il senso di soddisfazione personale nel momento in cui si percepiscono i benefici fisici ed estetici del-l'allenamento, si evitano più facilmente i chili di troppo; è un suggerimento gradito a chi tiene alla forma fisica e alla prestanza; andrebbe caldeggiato a chi (e sono perlopiù le donne) tentenna nella decisione di smettere o ha ripreso a fumare per lo spauracchio della bilancia.

Per chi ha bisogno di toccare il fondo – avversione: si associa il fumo ad uno stimolo particolarmente spiacevole; in alcuni casi il paziente viene condotto in uno stato di maggiore suggestionabilità (con ipnosi o rilassamento) e, attraverso tecniche verbali si fa sì che il fumo evochi immagini spiacevoli, spesso ispirate alle visioni che suscitano paura e repulsione in quel particolare individuo, come l'idea di sporcizia, di malattia, di animali o insetti; più di frequente la terapia avversativa si basa sul fumo "esagerato": si invita il tabagista, da solo, in gruppo o con il terapeuta, ad aspirare molto rapidamente, a trattenere a lungo il fumo o a fumare una quantità abnorme di sigarette; il malessere e le sensazioni sgradevoli sono pressoché garantite e l'idea di sperimentare nuovamente quegli odori e quel sapore può diventare molto poco appetibile.

Per chi è a caccia di alleati – il counseling individuale: con incontri ripetuti nel tempo, sembra dare i risultati più incoraggianti, specie se associato alla terapia con sostitutivi della nicotina; a volte la comunicazione avviene al telefono, spesso dopo una prima serie di incontri faccia a faccia, sia su richiesta del fumatore (è il caso delle helpline e dei numeri verdi, da chiamare quando si sente il bisogno di avere un sostegno o un chiarimento), sia su iniziativa dei terapeuti (spesso, nei centri antifumo, le persone che hanno smesso o vogliono smettere vengono periodicamente contattate per sapere come stanno andando le cose e per offrire il supporto necessario); questo metodo, il cui valore aggiunto è l'accessibilità, funziona soprattutto se il contatto dura per alcuni mesi e serve in particolare a ridurre il rischio di ricadute.

Per chi crede che insieme è meglio – le terapie di gruppo: danno la possibilità di confrontarsi con altre persone e condividere problemi e soluzioni; sono spesso fonte di incoraggiamento e l'esperienza degli altri è utile a capire che col tempo le cose migliorano, che non si è i soli a sognare le sigarette di notte, ad aver paura di ricominciare o a sentirsi un po' giù; in alcuni casi casi (come, ad esempio, nei corsi tenuti dalla Lega italiana per la lotta contro i tumori) i gruppi lavorano sotto la guida di un operatore specializzato, in altri casi con quella di ex fumatori; la presenza di altri compagni di viaggio, inoltre, rafforza l'idea di essersi presi un impegno; hanno il pregio di dare un punto di riferimento e di sostegno che può andare al di là dello spazio degli incontri, ma richiedono una certa costanza e la disponibilità a organizzarsi per partecipare alle attività.

Per chi ama il fai da te – materiali di auto-aiuto: brochure, libri, siti internet, video e altro ancora messi a disposizione di chi è interessato alla disassuefazione dal fumo; possono contenere informazioni, suggerimenti e stimoli, e proporre un percorso più o meno strutturato, con diversi livelli di azione. Il loro punto debole è che sono per forza di cose generici e poco mirati ai singoli individui; più sono personalizzati, più sembrano funzionare e, in quest'ottica, il web, con le sue possibilità di differenziare i messaggi, è lo spazio che apre le possibilità più interessanti, specie per i più giovani.

Dieta e fumo

Tra sigaretta e forchetta: smettere di fumare senza ingrassare si può.

Alzi la mano chi non ha mai pensato, o sentito dire, che se si abbandonano le sigarette si è condannati alla ciccia. Per molte persone, l'ago della bilancia è un grattacapo da non sottovalutare, un disincentivo in più, soprattutto per le donne e per i giovani fumatori. Non di rado il peso è il primo alibi per rimandare lo stop. E il primo sgambetto per ricascarci.

Cerchiamo di fare un po' di chiarezza.

È vero che:
- fumare ha un effetto anoressizzante
- le sigarette mortificano il gusto e il piacere del cibo
- quando si ha una sigaretta tra le dita e tra le labbra, è chiaramente difficile mangiare
- la sindrome di astinenza può includere anche un aumento dell'appetito
- la maggioranza di coloro che smettono aumenta di qualche chilo nei primi mesi di cessazione

Ma è vero anche che:
- ingrassare non è inevitabile
- se accade, è segno che il corpo si sta riappropriando delle sue funzioni fisiologiche, che prima erano alterate dal tabacco
- se accade, soprattutto, la cosa è rimediabile; anzi, proprio a tavola si ha l'occasione di trasformare l'amato-odiato cibo in un prezioso e insostituibile alleato antifumo

Smettendo di fumare, capita di ingrassare. La tendenza, per oltre la metà degli ex fumatori, è un moderato aumento di peso, inferiore a tre chili, entro i primi sei mesi dallo stop al fumo. In genere, con un po' di buona volontà, si ritorna in forma entro un anno.

L'accumulo di grasso è dovuto in parte al rallentamento del metabolismo che si verifica quando viene a mancare la nicotina che, come la caffeina, modifica il metabolismo dei grassi e aumenta il consumo di energia.

Non a caso, un fumatore pesa in media tre chili meno di un non fumatore della stessa età e con le stesse abitudini a tavola. E non si creda che sia un gran vantaggio, anzi, i chili in meno dovuti al tabacco spesso possono portare a rischi per la salute. Dopo aver smesso di fumare, semplicemente l'organismo recupera la differenza di peso che dipendeva dalle sigarette e torna alla sua normalità. Senza contare che, quando si parla di forma fisica, oltre alla quantità occorre pensare alla qualità, e i chili in meno non sempre corrispondono ad un punto estetico in più. Al contrario, il peso acquistato dagli ex fumatori spesso è fatto di qualche curva in più su un corpo più tonico e ossigenato, con una pelle più liscia e soda, meno cellulite e meno capillari in evidenza, un colorito più sano, un sorriso più luminoso e profumato.

Al tempo stesso però il fumo e la nicotina influenzano anche altri meccanismi comportamentali e sensoriali che agiscono sull'assunzione di cibo, e la loro assenza fa aumentare l'appetito. C'è ancora molto da capire sull'argomento, ma varie ricerche hanno mostrato che il 70 per cento degli incrementi di peso possono essere spiegati con l'aumento delle calorie assunte: in altre parole, chi smette tende a mangiare di più e/o a scegliere alimenti più calorici, come gli zuccheri, di cui gli ex fumatori sembrano diventare particolarmente ghiotti. Oltre a ciò, la prima cosa che accade è che togliendosi la sigaretta, il gesto viene spesso sostituito dal portare il cibo alla bocca. Attaccarsi al frigorifero e spacchettare merendine è il primo e più naturale atto di compensazione e consolazione.

Nulla di strano: chi smette di fumare lo fa perché si vuole bene ed è giusto gratificarsi e godersi la rinnovata capacità di gustarsi aromi e profumi, senza la sigaretta che irrita mucose, narici e papille gustative. Basta tenere a mente, però, che ogni giorno sul nostro corpo scriviamo una semplice equazione formata dal nostro bilancio energetico: la soluzione sta nel prestare attenzione alle calorie introdotte e fare attività fisica regolare per bruciarne in buona quantità.

Che fare:

- prestare attenzione ai segnali del corpo che si sta liberando dal tabacco e viverne con calma i cambiamenti
- esercitarsi a spezzare le routine legate al cibo e al fumo, come l'accoppiata caffè-sigaretta: cambiare tasto al distributore automatico in ufficio; provare bevande amare se prima le si zuccherava; tenere nel cassetto un cioccolatino fondente e della frutta secca al posto della sigaretta; bere un sorso d'acqua prima e dopo il caffè

- provare nuove ricette e sapori insoliti
- non spaventarsi per qualche chilo in più: lo si perderà, guadagnando in salute e bellezza (e, magari, come accade a molte ex fumatrici, nella sorpresa di un seno più prosperoso)
- considerare che precipitarsi in una dieta ferrea nei primi mesi di stop al fumo può essere un compito duro e, si sa, le difficoltà sono un ottimo alibi per ricominciare; le ristrettezze si possono sempre rimandare a un momento di calma, meglio piuttosto partire un passo alla volta, facendo dell'esercizio fisico e seguendo una corretta alimentazione, come suggerito dalla piramide alimentare

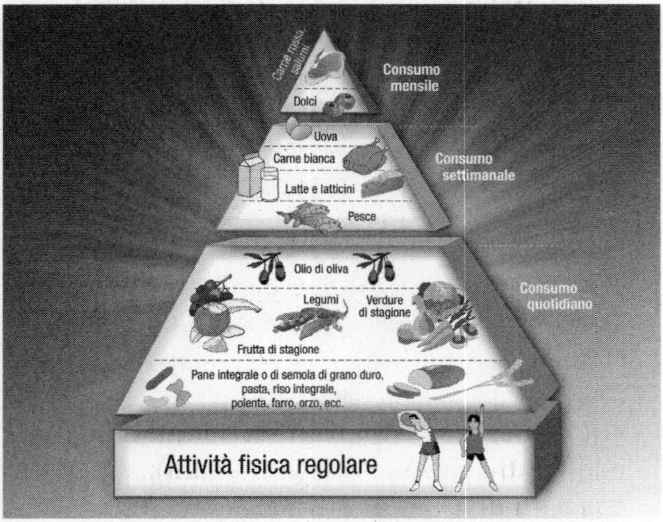

Le 7 regole d'oro

Ecco alcuni semplici consigli per orientarsi tra i sapori e i comportamenti amici e quelli invece a cui stare attenti.

1) Amidi: preferire quelli a basso indice glicemico
+ pasta, riso integrale, pane di semola di grano duro o integrale e altri carboidrati integrali, farro, legumi
- dolci, biscotti, prodotti da forno e da pasticceria, creme, alimenti prodotti con farine "00", riso bianco, patate

2) Grassi: danno circa 9 kcal al grammo e sono dunque da limitare, specie se di origine animale
+ pesce, carni bianche (pollame, coniglio), olio extravergine di oliva
- carni rosse, salumi, insaccati, frattaglie e carne in scatola (non più di 1 o 2 volte al mese), formaggi e latticini (non più di 1 volta a settimana), burro, margarina, maionese, salse varie, uova

3) Frutta e verdura:
+ prodotti di stagione (5 porzioni al giorno, pari a circa 600 g, 3 di verdura e 2 di frutta)
- frutta a fine pasto

4) Spuntini
+ verdure crude, gallette di riso integrale, semi non salati (girasole, zucca o simili), uno o due quadretti di cioccolato fondente

- patatine fritte, merendine, snack dolci o salati, crackers

5) Bevande: a volontà
+ acqua, tè verde, tisane, succhi e spremute non zuccherate
- bibite zuccherate e gassate, latte

6) Alcol: è un fonte di calorie inutili dal punto di vista nutrizionale (7 kcal al grammo) e il consumo di alcolici aumenta la voglia di fumare
+ al massimo un bicchiere di vino rosso durante i pasti
- vino bianco, birra, liquori e superalcolici

7) Tempo: smettere di fumare è anche l'occasione per ritrovare il piacere di gustare a pieno i sapori della tavola
+ mangiare da seduti, masticare lentamente (in questo modo si può raggiungere la sensazione di sazietà senza eccedere con il cibo)
- fast food, panini al volo

Anche il cibo…
… aiuta a ridurre la voglia di sigaretta:

1. Sorseggiare acqua, tè verde, tisane, succhi di frutta non zuccherati, più volte durante la giornata. Bere molto aiuta a disintossicare l'organismo, tiene occupate le mani e la bocca nei momenti di

craving intenso. Trattenere l'acqua in bocca per alcuni secondi prima di deglutire aiuta a spegnere il desiderio.

2. Tenere a portata di mano della verdura pulita, come carote, finocchi o sedano, da sgranocchiare senza l'incubo delle calorie.

3. Scegliere gomme, caramelle dure o stecche di liquirizia senza zucchero, se si vuole avere qualcosa da masticare.

4. Per uno snack più goloso, mangiare frutta secca (non più di un cucchiaio al giorno) oppure un quadretto di cioccolato fondente (non più di 2 volte al giorno), che agisce sui livelli di serotonina, può aiutare ad alleviare lo stress e migliorare l'umore ed è un'alternativa piacevole alla sigaretta.

5. Ridurre il consumo di caffé che abitualmente si associa al fumo e sostituirlo con una tazza di tè (se si è nervosi, meglio deteinato), tisane o orzo.

6. A fine pasto, se il rito era quello della sigaretta dopo il caffè, alzarsi subito da tavola e lavarsi i denti con il dentifricio.

7. Fare attività fisica tutti giorni: almeno 30 minuti di camminata a passo veloce o 45 minuti di bici-

cletta; può bastare andare a piedi alla fermata della metropolitana, lasciar perdere ascensori e scale mobili, oppure scendere prima del solito dall'autobus; in questo modo si consumano più calorie, si riduce lo stress e si stimola il rilascio di sostanze che contrastano l'astinenza da nicotina.

8. Comunque non fumare.

…aiuta a risolvere i problemi di stipsi:
1. Bere molta acqua
2. Mangiare ogni giorno alimenti ricchi di fibre: frutta, verdura, cibi integrali, legumi

Ecco un menu-tipo per una giornata da non fumatore:

colazione:	*caffé (da evitare se si è abituati ad associarlo alla sigaretta), tè, orzo o latte di riso, con qualche biscotto senza zucchero, muesli o pane integrale e marmellata senza zucchero*
spuntini:	*frutta fresca, frutta secca, cioccolato fondente, gallette di riso, carote, semi di girasole, té verde*
pranzo:	*verdura di stagione, pasta o cereali in chicco con legumi, pesce (vongole, tonno, ecc), pesto*
cena:	*verdura di stagione, pesce, carne bianca e legumi; non più di una porzione a settimana di formaggi, uova e carni rosse*

Ginnastica respiratoria

Niente è più naturale che respirare. Così sembra. E invece si tratta di un atto in parte spontaneo e in parte volontario, che può essere eseguito con minore o maggiore efficacia; con il passare del tempo, a causa di molti fattori tra cui la sedentarietà, la postura scorretta e anche il fumo, si può persino dimenticare come si fa a respirare bene…

I fumatori mostrano spesso dei "difetti" tipici: un respiro corto e superficiale, concentrato solo sulla parte superiore del busto, con torace rigido, tosse, ansia e dispnea (o "fame d'aria"). Il risultato è un tipo di respiro meno funzionale, che produce una resa più scarsa con uno sforzo più intenso, dunque una minore ossigenazione del sangue e di tutti i tessuti del corpo. Una ginnastica mirata permette di imparare di nuovo a usare tutta la capacità respiratoria che si ha a disposizione, compresa quella parte che tendiamo a trascurare, ovvero la respirazione fatta usando il diaframma, il muscolo tra stomaco e polmoni che si abbassa quando riempiamo i polmoni d'aria, per limitarsi invece alla muscolatura della parte alta del torace, del collo e delle spalle, detta "accessoria".

Come i bicipiti o gli addominali, dunque, anche il respiro si può "allenare". Gli esercizi, inoltre, servono anche per distendersi nei momenti di ansia o di *craving*. È un momento prezioso, dieci minuti in cui si è soli, non si legge, non si parla al telefono, non si guarda la tv, al massimo si ascolta una musica rilassante. Ci si dedica al proprio respiro, concentrandosi sul corpo e sulle sensazioni piacevoli. È come aprire una stanza chiusa per troppo tempo. Tanto che ci sono fumatori che dicono di aver fatto fatica a fumare, dopo gli esercizi, perché sentivano che la sigaretta andava a contaminare quelle parti di sé che finalmente avevano ripreso aria.

Ecco alcuni esercizi che si possono fare a casa. I primi due tutti i giorni la mattina e la sera, e ogni volta che si sente la necessità di un quarto d'ora rigenerante: se si fuma serviranno ad accendere meno sigarette, se non si fuma più a mantenere in forma i polmoni, placare il desiderio e rilassarsi. Il terzo, invece, è utile a chi fuma o ha smesso da poco e soffre di catarro e tosse la mattina. Cercate di ritagliarvi un momento in cui non sarete disturbati, in un posto piacevole e silenzioso.

Per frenare l'urgenza di fumare e rilassarsi – respiro profondo: seduto o in piedi, purché in posizione confortevole, inspira lentamente e profondamente, cercando di espandere al massimo l'addome e il torace, tenendo però fermi il collo e le spalle. Trattieni il respiro contando fino a cinque e poi espira lentamente fino a che l'addome e il torace non sono svuotati e tornano nella posizione originaria. All'inizio può essere utile mettersi di fronte a uno specchio, per controllare la postura e il movimento. Quando ti senti più sicuro, prova a tenere gli occhi chiusi. Concentrati sul rilassamento di tutti i muscoli. A ogni respiro, pensa a una parte del tuo corpo che progressivamente si distende e lascia scivolare la tensione, dalla testa fino alla punta dei piedi. Al primo respiro, si rilassa la fronte, al secondo gli occhi, poi le guance, la mascella, il collo, le spalle, le braccia, le mani, le gambe, i piedi. Sciogli le mani e i piedi, muovendo mollemente anche le dita. Continua fino a che non sei completamente disteso. Quando ti senti a posto, apri gli occhi, e goditi la sensazione di leggerezza.

Dieci minuti tutte le mattine aiutano a recuperare capacità polmonare e a ridurre il bisogno di fumare.

Per una respirazione completa – respiro controllato: sdraiati sulla schiena, con un cuscino sotto le ginocchia e le gambe distese. Metti una mano sulla parte alta dell'addome, proprio sotto la cassa toracica. Inspira profondamente, cercando di sentire che l'addome e il costato si espandono al massimo, mentre la parte alta del torace resta quasi ferma. Concentrati sul diaframma, il muscolo tra stomaco e polmoni che si abbassa quando riempi i polmoni d'aria. Inspira con lentezza dal naso, quando ti sei riempito completamente fermati e conta fino a tre, poi espira soffiando lentamente l'aria dalla bocca, fino a svuotare i polmoni. Fermati un attimo e, quando sei pronto, ripeti l'esercizio, senza stancarti, per 10-12 volte. A mano a mano che prendi dimestichezza con i movimenti, lo stesso esercizio si può fare in piedi e persino camminando. Se vuoi aumentare lo sforzo, puoi appoggiare sull'addome un libro, o un peso leggero, come un sacchetto con della sabbia.

Per la tosse mattutina del fumatore con catarro – Pep (Pressione espiratoria positiva): per questo esercizio servono una bottiglia con 10 o 20 cm d'acqua (meno se vi è una patologia ostruttiva) e un tubicino lungo circa 80 cm e largo 1 cm, che va immerso nell'acqua come una specie di cannuccia. Inspira attraverso il naso, trattieni il fiato per tre secondi, poi espira nel tubicino facendo gorgogliare l'acqua nella bottiglia, senza forzare. L'esercizio dev'essere impegnativo, ma non faticoso. Ripetendolo al mattino e la sera prima di coricarsi, aiuta a migliorare la ventilazione polmonare e lo svuotamento delle vie aeree, oltre a favorire la risalita delle secrezioni dai polmoni verso la bocca.

Un "allenatore" in farmacia: *p*er i fumatori può essere utile l'uso di incentivatori volumetrici, che servono a migliorare la capacità respiratoria attraverso l'allenamento. Un esempio è il Coach, che si compra in farmacia e costa circa 30 euro. È formato da un tubo di plastica collegato a un cilindro graduato e trasparente. Inspirando profondamente dal tubo, uno stantuffo all'interno del cilindro si solleva, segnalando di quanto si riesce a riempire i polmoni. I risultati possono essere memorizzati e confrontati nel tempo. Andrebbe usato almeno 10 minuti al giorno, meglio se a stomaco vuoto perché a pancia piena si fa più fatica a inspirare.

Le cure dolci

Servono soprattutto:

- a chi è contrario all'uso di farmaci
- a chi non può usarli, perché controindicato da altre terapie in atto o da condizioni fisiche
- a chi non è riuscito a smettere con altri metodi
- a chi è interessato ai principi delle medicine non convenzionali

Al di là di farmaci e approccio psicologico, esistono molte altre proposte per aiutare le persone a liberarsi dal fumo. Alcune fanno riferimento a tradizioni lontane, come l'agopuntura, altre al mondo della natura, come la fitoterapia, altre ancora toccano gli ingranaggi profondi della mente, come l'ipnosi. Alcune puntano a rimuovere l'abitudine al fumo (l'ipnosi), altre si concentrano sui sintomi dell'astinenza e si propongono di mettere il fumatore nella condizione di affrontare la cessazione con i minori disagi possibili.

L'efficacia di queste tecniche non è stata finora

convalidata dalla comunità scientifica, ovvero non si sono dimostrate più utili rispetto a un placebo, un "finto" rimedio, che può avere un effetto (a volte anche rilevante) legato alla suggestione del paziente e non all'azione del farmaco o della procedura. Molto dipende dalla propensione dell'aspirante ex fumatore.

Un approccio alternativo o complementare alle cure tradizionali può essere un aiuto concreto per molti tra coloro che non vogliono o non possono utilizzare farmaci, come le donne in gravidanza o che allattano, i giovanissimi o chi è in cura per altre malattie, ma attraggono anche chi ha già sperimentato un fallimento con i metodi tradizionali, o ha dovuto abbandonarli per effetti collaterali importanti, e desidera esplorare altre strade.

In generale, le donne e le persone con un livello di istruzione elevato sembrano essere le più interessate e aperte ai principi della medicina non convenzionale.

Ecco, in sintesi, le tecniche più diffuse:

Ipnosi: si basa sulla possibilità di portare il fumatore in uno stato tra il sonno e la veglia, in cui i processi cognitivi, relazionali ed emotivi sono rallentati e l'individuo è più suggestionabile; questa condizione, di estrema sensibilità agli stimoli, viene solitamente usata dal terapeuta per creare associazioni cognitive negative legate al fumo, immagini o situazioni capaci di evocare l'idea che fumare fa male, fa schifo, è sbagliato, o altro, efficaci soprattutto se personalizzate.

L'ipnosi può dare risultati, soprattutto temporanei e più scarsi sul lungo periodo, dal momento che si basa sulla suggestione indotta in uno stato non vigile e non su una convinzione elaborata e consapevole. Inoltre, non tutti i tipi di personalità sono ipnotizzabili. Se condotta da professionisti, non è una procedura dannosa, anche se viene sconsigliata a chi soffre di psicopatologie o alcolismo, e il rischio più consistente sembra essere la creazione di falsi ricordi.

Agopuntura: si rifà ai saperi della medicina tradizionale cinese e consiste nella stimolazione tramite aghi sottili di punti del corpo particolarmente sensibili, localizzati lungo linee chiamate meridiani; l'intento è quello di migliorare le funzioni dell'organismo, recuperando gli equilibri perduti secondo la complessa teoria dello ying e dello yang, i due principi complementari intorno a cui ruota l'intero universo. I sintomi prevalentemente curati sono ansia, depressione, agitazione, insonnia, dispnea, tosse, stipsi.

Auricoloterapia: anch'essa una tecnica di stimolazione, si basa però sui principi della medicina occidentale, secondo cui andando a stimolare determinati punti dell'orecchio si inducono reazioni fisiologiche utili all'attenuazione di alcuni sintomi che affliggono i fumatori in astinenza; le tecniche sono diverse e comprendono l'uso di graffette (vengono applicate per alcuni giorni e il fumatore può auto-regolarne l'uso, stimolandole manualmente nei momenti di difficoltà), aghi e raggi laser a bassa frequenza, che prevedono la stimolazione di punti sensibili da parte di un operatore. In tutti i casi si intende stimolare un aumento delle beta-endorfine, sostanze chimiche che influenzano il senso di benessere e piacere. Sono prodotte naturalmente dall'uomo a livello cerebrale e l'auricoloterapia ne innalza il livello per compensare la mancanza della nicotina.

Fitoterapia: sono molte le erbe con proprietà disintossicanti, diuretiche o calmanti che possono interessare un fumatore, sia prima sia dopo la cessazione: la liquirizia aiuta a non fumare; le tisane di tiglio, melissa, valeriana, passiflora favoriscono il relax; quelle di tarassaco, bardana, betulla stimolano la diuresi; quelle di malva, altea, pino placano la tosse; gli oli essenziali balsamici di timo, pino, eucalipto, arancio, lavanda, fieno greco, da annusare su un fazzoletto, calmano il desiderio della sigaretta. Diversi studi sono stati condotti sull'*hypericum perforatum*, meglio noto come iperico o erba di San Giovanni, che ha una blanda azione antidepressiva e si ritiene abbia una certa efficacia nel prevenire le ricadute da fumo. Esistono formulazioni in compresse che uniscono all'iperico le proprietà antiansia e sedative della valeriana e della passiflora.

Tecniche di rilassamento, di touch therapy (come il reiki), *visualizzazione guidata, yoga, meditazione, massaggi*: aiutano la distensione e il rilassamento, la capacità respiratoria e l'ossigenazione. Inoltre concorrono a recuperare il contatto con il proprio corpo, nei fumatori spesso mortificato e trascurato anche a causa di una respirazione e una postura inadeguati. Le tecniche praticate da operatori esperti si propongono di raggiungere la psiche attraverso un intervento sul corpo, trasmettendo sensazioni di pace, empatia e accoglienza.

Omeopatia: si basa sul principio di similitudine che lega l'azione terapeutica e quella tossicologica di una stessa sostanza; semplificando, si utilizzano in dosi infinitesimali ed estremamente diluite sostanze che, in dosi elevate, provocherebbero sintomi equivalenti a quelli del disturbo da curare; inoltre ogni sintomo deve essere trattato considerando l'interezza e l'individualità della persona; la terapia, dunque, non può che essere specifica per ogni fumatore, anche se alcuni preparati vengono indicati per disturbi tipici del fumo, come il *tabacum*.

Smettere è così difficile?

Ormai, la consapevolezza dei danni del fumo di tabacco è diffusa e la maggior parte dei fumatori sa che accendersi una sigaretta non è proprio l'equivalente di bersi una tisana drenante.

Eppure, si continua a fumare e si fa fatica a smettere. I tre quarti dei fumatori vorrebbe darci un taglio e uno su tre ci ha provato almeno tre volte. Forse molte persone con l'accendino in mano si domandano come mai, ma le ragioni sono probabilmente tante quante sono gli sbuffi di fumo che si dissolvono nell'aria. Semplificando, però, si possono tracciare alcune linee generali, ciascuna delle quali, da sola, difficilmente può spiegare l'assuefazione e la dipendenza dal tabacco, ma considerate nell'insieme possono descrivere l'intreccio complesso che alimenta il legame con la sigaretta.

LE TRAPPOLE DEL CORPO

Fumare è un'attività piacevole anche perché la nicotina stimola la liberazione di dopamina e, se viene a mancare, si attiva un meccanismo opposto, con la liberazione di noradrenalina e lo scatenarsi di una serie di sintomi fastidiosi, in genere limitati ai primi due o tre mesi e ai fumatori con un grado di dipendenza medio-alto. La nicotina non a caso è stata definita una droga a tutti gli effetti e gli stimoli neurochimici che produce sul cervello sono simili a quelli di anfetamine e cocaina.

La sindrome di astinenza vera e propria si manifesta in genere entro le ventiquattr'ore dall'ultima sigaretta, e si definisce tale se si presentano almeno quattro sintomi (di una certa consistenza e indipendenti da altre condizioni mediche o psicologiche) tra i seguenti:

- umore disforico o depresso
- insonnia
- irritabilità, frustrazione o rabbia
- ansia
- difficoltà di concentrazione
- irrequietezza
- diminuzione della frequenza cardiaca
- aumento dell'appetito o del peso

COS'È LA DIPENDENZA

È un insieme di fenomeni comportamentali, cognitivi e fisiologici che si sviluppano in seguito all'uso ripetuto di sostanze e che includono tipicamente:

- *forte desiderio di assumere la droga*
- *difficoltà nel controllarne l'uso*
- *maggior priorità data all'uso della droga rispetto ad altre attività e impegni*
- *persistenza nell'uso nonostante le conseguenze dannose*
- *aumento della tolleranza*
- *occasionale presenza di uno stato di astinenza fisica*

(definizione del manuale ICD-10, la decima revisione della classificazione internazionale delle malattie proposta dall'Organizzazione mondiale della sanità)

E la genetica?

Diversi studi hanno dimostrato che gli effetti della nicotina non sono uguali per tutti, e tanto la propensione al consumo di tabacco quando il grado di difficoltà ad abbandonarlo dipendono da fattori ambientali e genetici correlati. La questione è studiata da tempo e, tra le altre scoperte, si è osservato che le caratteristiche del DNA possono influenzare il numero di recettori della nicotina nel cervello, la velocità del metabolismo della nicotina e i meccanismi dopaminergici di stimolazione dei recettori della nicotina. Queste informazioni possono essere utili per perfezionare le terapie a supporto di chi vuole smettere, ma il tabagismo non si riduce certamente alla sola genetica. In altre parole, fumatori non si nasce.

LE TRAPPOLE DELLA MENTE

La dipendenza dalla nicotina non spiega tutto. C'è chi fuma poche sigarette al giorno, eppure non riesce a uscire dalla sua prigione. I comportamenti rituali, la gestualità, l'abitudine a sapori e odori, perfino al "clic" dell'accendino possono rappresentare legami anche più forti della dipendenza farmacologica.

Spesso, infatti, la sigaretta assume per il fumatore un ruolo di vera e propria automedicazione: si fuma per rilassarsi, per concentrarsi, per calmarsi, per superare la noia e persino per prendere decisioni. E, se si sta senza sigarette, sembra invece che tutto vada storto e sia più difficile. I benefici del fumo in questi casi sono nettamente sopravvalutati, diventano più importanti della sua portata nociva e l'idea di averne bisogno si rafforza sempre più. Oltre che dalle sensazioni piacevoli, l'assuefazione viene alimentata anche dall'aspettativa, dal fatto che ci si aspetta un effetto positivo.

Il fumo però non risolve i disagi emotivi, anzi, secondo alcuni studi, pare che proprio il calo di livelli di nicotina nel sangue acuisca ansia e irritabilità, dunque l'abitudine al fumo non fa che peggiorare il malessere e aumentare la dipendenza, in un circolo vizioso difficile da spezzare.

LE TRAPPOLE DELLA COLLETTIVITÀ

Ancora oggi abbondano i modelli sociali e culturali che mantengono un'equazione più o meno consapevole tra il fumo e immagini di emancipazione, sicurezza e creatività. L'impatto di simili associazioni sembra particolarmente marcato sulle donne e sui giovanissimi.

I miti: "Quando ero bambino, era il cinema che dettava i principi di realtà. Humphrey Bogart era il mio mito, era l'immagine del maschio per eccellenza. Lui aveva perennemente una sigaretta che gli pendeva dalle labbra e per me è stato naturale crescere pensando che l'uomo vero per forza fuma". Così Fulvio Scaparro, psicoterapeuta ed esperto di psicologia dell'età evolutiva, ha raccontato il fascino delle "bionde" ad una platea di ragazzi riuniti all'Istituto nazionale dei tumori di Milano per la "Giornata mondiale senza tabacco" 2008.

I tempi di Bogey sono passati ormai, ma oggi ci sono altri miti, nel mondo del cinema, dello sport, della musica, della moda, della cultura capaci di segnare profondamente (magari in maniera meno manifesta e più subdola) l'immaginario collettivo. I media sono un instancabile veicolo di messaggi di questo tipo, che, come una goccia d'acqua sulla pietra, consolidano l'idea che fumare sia un atto tollerato, normale, positivo. Secondo un'indagine condotta dall'Istituto superiore di sanità nel 2003, nei film e nelle fiction televisive trasmesse dalle televisioni italiane circa ogni mezz'ora compare una persona che fuma.

Va da sé che nessuno più dell'industria del tabacco conosce a fondo i meccanismi di condizionamento collettivo e ne fa tesoro, mettendo in atto proficue attività di marketing mirato ai target di consumatori più appetibili, primi tra tutti i ragazzi.

Il gruppo: un elemento da non trascurare è che fumare è anche un comportamento sociale. Si fuma in gruppo, tra colleghi o compagni di scuola, e il gesto comune rafforza il senso di affiliazione e di solidarietà. Si fuma per chiacchierare, per confidarsi, per sentirsi a proprio agio o per stringere amicizia. Accade che con la sigaretta in mano ci si senta parte di una collettività alla quale si attribuisce un valore, a volte senza riflettere su quali sono le ragioni reali per cui, altrimenti, ci si sente fuori posto. Questi aspetti spiegano molto del tabagismo tra gli adolescenti, per i quali spesso l'appartenenza a un gruppo è più importante del senso di autonomia e di ribellione agli schemi precostituiti. Sempre Fulvio Scaparro, ai ragazzi che lo ascoltavano, ha ricordato: "La vita va considerata anche come una lotta per l'indipendenza: se una cosa non mi piace, mi alzo in piedi e lo dico, anche se fossi l'unico a farlo".

La famiglia: è soprattutto tra le mura di casa che si contribuisce alla definizione sociale e culturale di cosa è buono, lecito e normale. Secondo le statistiche, se mamma o papà fumano è più probabile che un ragazzino provi i primi tiri molto presto, entro i tredici anni, e i figli dei fumatori diventano più di frequente tabagisti rispetto a chi è cresciuto in una casa senza posacenere. Fatalmente, l'influenza è tanto più forte quanto più è stretto il legame che unisce genitori e figli. Ma l'esempio e l'amore innescano anche effetti liberatori: non di rado l'opinione dei figli è una molla importante per la disassuefazione degli adulti e, per contro, sono tanti i ragazzi così esasperati dalla nebbia perenne in casa e dalla tosse di mamma che, crescendo, finiscono per non toccare un solo pacchetto di sigarette.

Riassumendo: tecniche di autodifesa

Hai deciso di smettere: preparati

- scrivi una lista dei motivi che ti hanno spinto a smettere; se l'hai già fatto, rileggila
- compila una lista dei vantaggi previsti, da aggiornare con le sorprese che incontri giorno per giorno
- bevi molto ed evita l'alcol
- cerca di dormire e di riposarti regolarmente
- fai movimento regolarmente, inizia a camminare di più
- prepara gli ambienti: lava vestiti e cappotti, l'auto, le tende e i tappeti di casa, tutto quello che può essere impregnato dell'odore di fumo; tieni sempre i posacenere ben puliti, riponili in un posto chiuso quando non li usi, insieme all'accendino e ai pacchetti di sigarette
- pianifica altri rinnovamenti: cambia taglio di capelli, la fodera del divano, ridipingi il soggiorno, datti ad un nuovo hobby; la vita di tutti i giorni per un non fumatore fresco fresco potrà essere più facile se la sigaretta mancata non è l'unica variante

Hai smesso: goditi il momento

- cerca di frequentare posti dove non si fuma e persone che non fumano
- dillo ad amici e familiari: se non fumano, saranno i tuoi primi supporter; se fumano, eviteranno di metterti in difficoltà fumando davanti a te o offrendotene una
- evita le situazioni in cui prima eri solito fumare, impara a dribblare la routine
- cura l'alimentazione e la forma fisica, senza stress inutili, ma con amor proprio
- se sei nervoso, cerca di rimandare le questioni particolarmente problematiche a un momento di maggiore tranquillità
- immagina come sarai tra 10 o 20 anni: vorresti avere ancora l'alito da fumatore?

Hai voglia di fumare: niente panico

- pensa che dura poco: 3-5 minuti ed è passato
- affronta una crisi alla volta, senza anticipare quelle future: non sai se arriveranno
- in genere i primi 20-30 giorni sono i più difficili: se tieni duro, saprai cosa c'è dopo
- identifica qualcuno a cui telefonare, che ci sia al momento giusto per ricordarti quanto sei in gamba
- cerca di distrarti dal bisogno: fai una doccia, prepara una torta, vai a fare due passi, inizia un lavoro a maglia o un disegno

- se accendessi una sigaretta, la fumeresti in 6 o 7 minuti: in quel lasso di tempo fai stretching, qualche rampa di scale, una camminata veloce, qualche flessione con le mani appoggiate al muro o alla scrivania
- bevi molto, tieni dell'acqua sempre a portata di mano, lascia tè freddo o tisane pronte in frigo e in ufficio
- tieni sotto mano degli snack poco calorici, gomme e caramelle senza zucchero, stecche di liquirizia
- insegui il buonumore, cerca di sorridere, ascolta un cd che ti emoziona, pensa a qualcosa di bello che farai per ricompensarti
- respira profondamente 10 volte
- lavati i denti con cura, senza dimenticare il filo interdentale
- ricorda che l'assunto "solo una" non è quasi mai vero: quand'è l'ultima volta che l'hai visto succedere veramente?

Se ci ricaschi:

- ripensa alle circostanze che ti hanno portato a fumare: ti servirà per riconoscere i momenti a rischio
- in ogni caso, cerca di non fumarne altre
- non è un dramma, sei comunque andato più avanti del punto in cui eri

Il decalogo

Ecco cosa abbiamo imparato direttamente dalla voce dei fumatori seguiti per anni dallo staff dell'Istituto nazionale tumori di Milano:

LE AFFERMAZIONI DA COMBATTERE

1. non ce la faccio a smettere di fumare
2. smettere di fumare è troppo difficile dopo tutti questi anni
3. non riesco a smettere di fumare, ho già provato varie volte senza riuscirci
4. mi piace fumare, perché dovrei privarmi di uno dei pochi piaceri della vita?
5. se non fumo divento nervoso
6. il fumo mi aiuta nei periodi difficili
7. perché devo smettere di fumare ora?
8. se smetto di fumare ingrasso
9. il fumo mi rilassa
10. come faccio a smettere di fumare nella mia situazione?

LE AFFERMAZIONI DA SEGUIRE

1. Smettere di fumare aiuta a conoscere se stessi. Può capitare ad esempio che dopo un periodo di astinenza dal tabacco in cui pensavi di avercela fatta rincominci a fumare. Non ti scoraggiare perché le ricadute fanno parte di questo processo: dai fallimenti e dalle ricadute si può imparare molto, perché possono essere delle risorse per conoscere meglio le tue debolezze e quindi per affrontarle e vincerle al prossimo "round".
2. Il desiderio impellente di sigaretta dura solo pochi minuti: distrarsi nel modo che più piace fa superare questo momento, provare per credere!
3. Ricorda che quello che stai cercando di fare è di migliorare la tua vita: le difficoltà che possono presentarsi (come affaticabilità, irritabilità, difficoltà di concentrazione, aumento dell'appetito, ecc.) sono in genere transitorie, di intensità e durata decrescenti.
4. Guarda sempre l'alternativa alla sigaretta, pensa che tutto si può fare senza fumo e spesso lo si può fare anche meglio!
5. Stai allerta e non farti trovare impreparato in alcune spiacevoli situazioni come stati d'animo negativi (rabbia, frustrazione, depressione), conflitti interpersonali familiari o lavorativi, pressioni esercitate da un'altra persona o derivanti dal fatto di trovarsi con altri fumatori: non sarà certo la sigaretta a tirarti fuori dai guai!

6. Se ci pensi, ti accorgerai che fumare è spesso il modo più semplice per riempire i momenti noiosi o 'vuoti' della giornata. Se hai deciso di smettere di fumare, utilizza il tuo tempo libero per fare le cose che maggiormente ti piacciono: ascolta della musica, leggi il giornale, chiama un amico, oppure, semplicemente, impara a riposarti!
7. Comunica la tua scelta ad amici e parenti perché la incoraggino e imponi loro di non fumare in tua presenza: potrai non essere più al primo posto nella loro classifica del "più simpatico", ma in fondo non è forse vero che fai del bene anche a loro?
8. Molte cose, se fatte in due, riescono meglio (e non essere malizioso...): il fumo è una di queste. Smetti insieme a un amico, un collega o un componente della tua famiglia: capirete a vicenda quello che state provando e vi potrete aiutare con consigli e incoraggiamenti.
9. Scopri l'altra metà della luna, ovvero impara a conoscere la specie "non fumatori": la pausa caffè in ufficio, una festa di sera possono diventare occasioni per scoprire che ci si rilassa e ci si diverte anche senza sigaretta. Hai mai pensato a quante occasioni perse mentre eri fuori a fumare?
10. E infine...PREMIATI! Concediti qualcosa di bello a intervalli regolari come premio per la tua impresa – dopo la prima settimana, dopo la seconda, dopo la quarta, e così via. Puoi anche cal-

colare la somma di denaro che stai risparmiando e spenderla per farti dei regali, come un cd o un libro dopo la prima settimana, o una vacanza dopo i primi sei mesi. Pensa al fatto che non avresti potuto concederti queste soddisfazioni se avessi continuato a fumare. Goditi queste belle cose e sii contento di te stesso!

PARTE IV

PER SAPERNE DI PIÙ

Anatomia di una sigaretta

Centoventi volte alla bocca, per un tempo totale di circa due ore e venti: questi gli incontri quotidiani tra un fumatore medio e le sue sigarette. Centoventi inspirazioni più o meno profonde di un cocktail variegato che comprende migliaia di ingredienti. La lista completa sarebbe troppo lunga, ma può essere utile sapere che, con un solo gesto, il consumatore di tabacco aspira voluttuosamente da un flacone di detersivo, una pompa di benzina, la marmitta di un'auto, esalazioni di manifatture plastiche, metalliche, vernici e parecchio altro.

Di oltre 4.000 sostanze chimiche che si creano nella combustione del tabacco alla temperatura di 800 °C, sappiamo che almeno 250 sono nocive, come:

- nicotina
- monossido di carbonio
- polveri sottili

E poi:

- acido cianidrico: usato anche nelle armi chimiche, era il composto base per il famigerato ZyklonB delle camere a gas naziste

- ammoniaca: noto disinfettante
- toluene: si trova negli inchiostri da stampa e nelle vernici
- perossido di idrogeno (acqua ossigenata)

E 62 sono cancerogene, la maggior parte è contenuta nel condensato, o catrame, come ad esempio alcune sostanze che fanno parte degli idrocarburi aromatici policiclici:
- benzopirene, dibenzoantracene: si trovano anche tra i prodotti della combustione di rifiuti indifferenziati, negli scarichi dei motori diesel, a nafta, a cherosene
- amine aromatiche: derivate dell'anilina, sono anche utilizzate nelle industrie dei coloranti; sono tra i fattori di rischio accertati per i tumori della vescica

E poi:
- formaldeide
- arsenico: un metallo pesante tossico, che i personaggi dei gialli di Agatha Christie versavano perlopiù nel tè di individui sgraditi
- berillio: un metallo tossico
- cadmio: un metallo tossico contenuto nelle batterie; è uno dei motivi per cui vanno smaltite a parte e non gettate tra i rifiuti indifferenziati
- cloruro di vinile: composto organico noto anche come Pvc, usato nei manufatti plastici

- cromo: un metallo
- ossido di etilene: un gas utilizzato per disinfezioni in ambiente ospedaliero e per lavorazioni nell'industria chimica
- nichel: un metallo
- polonio-210: sostanza radioattiva

Vediamo più da vicino alcune delle sostanze principali:

Nicotina

È una sostanza tossica concentrata soprattutto nelle foglie del tabacco. A essa si deve il tipico odore che impregna gli abiti, i capelli e le abitazioni dei fumatori. Ad alte concentrazioni, veniva usata come potente insetticida, ma in piccole quantità, come nelle sigarette, il suo danno è legato soprattutto alla dipendenza farmacologica che riesce a scatenare: è la nicotina che fa del fumare un'azione piacevole, che stringe pian piano i lacci intorno al fumatore, spingendolo a esporsi sempre più spesso ad altri veleni. La nicotina è una sostanza psicoattiva, che agisce sul sistema nervoso e sul quello cardiocircolatorio. Penetra rapidamente nel flusso sanguigno, raggiunge il cuore, il sistema ormonale, il metabolismo e il cervello. Tracce di nicotina si trovano anche nel latte materno e nel muco della cervice uterina delle fumatrici, così come nel liquido amniotico e nel sangue del cordone ombelicale delle donne incinte.

Per toccare con mano come aumenti immediatamente la frequenza cardiaca, è sufficiente appoggiare due dita sul collo o la mano sul cuore dopo i primi tiri di una sigaretta. Nel tempo, la nicotina fumata con le sigarette è responsabile dell'ipertensione arteriosa e della comparsa di particolari arteriopatie agli arti inferiori.

Nei confronti del sistema nervoso la nicotina si comporta come una droga, provocando dipendenza attraverso l'attivazione del circuito della dopamina, un neurotrasmettitore che innesca sensazioni di piacere, gratificazione e benessere. A confronto con altre sostanze come l'alcol, la caffeina, l'eroina, la marijuana e la cocaina, la nicotina appare quella meno tossica, ma più capace di indurre dipendenza. Quando viene a mancare, infatti, può dare sintomi da vera a propria astinenza, con aumento dell'appetito, insonnia, ansietà, nervosismo, disturbi dell'umore e stipsi.

Monossido di carbonio

È un gas che non ha odore, né colore, né sapore, ma è molto dannoso: in dosi massicce può provocate intossicazioni acute, come accade nei casi di disgrazie per esalazioni da vecchie stufe in ambienti ristretti e chiusi. Fumando sigarette non ci si espone ad un'intossicazione acuta, me nei fortissimi fumatori (3 o 4 pacchetti al giorno) si manifestano comunque sintomi da intossicazione come sudorazione, tachicardia, sonnolenza, difficoltà a concentrarsi. Nei fumatori comuni il monossido di carbonio si fa vivo soprattutto con una ridotta performance nelle attività fisiche e già con 10 o 15 sigarette al giorno è praticamente impossibile raggiungere il top nelle prestazioni sportive. Si comporta infatti come un "ladro di ossigeno": si lega all'emoglobina, che normalmente dovrebbe trasportare l'ossigeno nel sangue, formando carbossiemoglobina. Il risultato è l'ipossiemia cronica, l'insufficiente ossigenazione dei tessuti da parte del sangue, che a lungo andare provoca danni cardiovascolari, invecchiamento precoce della pelle, indebolimento dei capelli. È particolarmente dannoso in gravidanza, data l'elevata sensibilità dell'embrione e del feto: un motivo in più perché le mamme in attesa non fumino e si tengano alla larga dal fumo degli altri. Le donne che prendono la pillola, poi, dovrebbero stare attente alla combinazione pericolosa che aumenta il rischio di trombi e di embolia.

Polveri sottili (PM10, PM2,5, PM1...)

Sì, sono le stesse temute sostanze dannose misurate nel traffico urbano, solo che una sigaretta ne presenta una concentrazione decine di volte superiore a quella misurabile nelle tangenziali più inquinate. Tanto per farsi un'idea, le emissioni di polveri fini di 3 sigarette accese una dopo l'altra in un garage superano di 15 volte quelle di un diesel tenuto acceso per mezz'ora. In un esperimento condotto in occasione della “Giornata mondiale senza tabacco”, gli esperti dell’Istituto nazionale dei tumori di Milano hanno dimostrato che le sigarette inquinano almeno dieci volte più di uno scooter: mentre il motorino acceso ha innalzato la concentrazione di polveri da 35.000 a 50.000 per litro d’aria, la sigaretta ha mandato in tilt l’apparecchio misuratore (capace di arrivare a 750.000 particelle per litro d’aria).

In media, resta depositata nelle vie respiratorie la metà delle polveri inalate con il fumo. E persistono nei polmoni anche dopo che si è spenta la sigaretta: l’aria espirata da un fumatore ne contiene ancora per almeno due o tre minuti, motivo per cui, se si fuma all’aperto, è bene attendere alcuni minuti prima di rientrare in casa o di salire in auto.

Le polveri sottili, sia nel fumo attivo che in quello passivo, irritano le vie respiratorie, danneggiano bronchi e mucose, intasando il sistema di pulizia che filtra l’aria in ingresso, e che ci protegge da impurità, germi e polveri. Provocano la tosse e il catarro mattutini, che nei fumatori sono le prime avvisaglie di patologie più gravi, come la bronchite cronica e l’enfisema. Danneggiano lo sviluppo dei polmoni nei più giovani, che sono particolarmente esposti alla ritenzione del particolato. Le particelle più sottili (PM1) attraverso gli alveoli polmonari sembra che riescano a penetrare nel circolo sanguigno, incidendo così anche sulle funzioni cardiovascolari.

Gli effetti positivi del non fumo

Privarsi delle sigarette può essere un difficile esercizio di pazienza e di perseveranza, ma i benefici sono evidenti fin da subito. Segnatevi sull'agenda uno speciale calendario di salute, a partire dall'ora X in cui spegnete l'ultima sigaretta:

entro 30 minuti:
le pulsazioni, la pressione arteriosa e la temperatura di mani e piedi tornano ai livelli normali

dopo 8 ore:
nel sangue salgono i livelli di ossigeno e scendono quelli di monossido di carbonio

dopo 24 ore:
diminuisce il rischio di infarto miocardico acuto

dopo 48 ore:
migliorano gusto e olfatto

dopo 72 ore:
i bronchi si rilassano, il respiro diventa più facile e aumenta la capacità polmonare

da 2 settimane a 3 mesi:

la capacità polmonare aumenta del 30 per cento
migliora la circolazione sanguigna
si fa meno fatica a camminare e svolgere attività fisica
la pelle e i capelli diventano più luminosi, migliora l'alito e l'odore in generale

da 1 a 9 mesi:

aumenta l'energia corporea
si riducono tosse, stanchezza, fiato corto, congestione rino-sinusale
migliorano i meccanismi di difesa dell'apparato respiratorio, che filtra le particelle nocive inspirate con l'aria

dopo 1 anno:

si dimezza il rischio di malattie coronariche

dopo 5 anni:

la quota di morti per tumore del polmone è la metà di quella di chi continua a fumare

dopo 10 anni:

il rischio di morire per un tumore del polmone è pari a quello di un non fumatore e si riducono i rischi per tumori del cavo orale, laringe, pancreas, vescica, rene, esofago *dopo 15 anni:*

il rischio di infarto è pari quello di un non fumatore

e dopo tutto…

… probabilmente, se avete smesso, avete liberato dal fumo la vostra casa, i vostri amici, i vostri figli, la persona accanto a voi alla fermata dell'autobus. Avete centrato un obiettivo importante per voi, avete saputo dare una svolta alla vostra vita e tenere le redini del cambiamento: un bel massaggio rinvigorente per la vostra autostima!

Gli effetti negativi del fumo

È un dato di fatto: in media, l'aspettativa di vita di un fumatore è di dieci anni inferiore a quella del non fumatore. "Di qualcosa si dovrà pur morire!" è una delle repliche preferite dagli affezionati tabagisti. Certamente, ma per coloro che ritengono di avere qualcosa da fare a questo mondo evitare ciò che è evitabile non è una cattiva idea. Inoltre, non va dimenticato che non si tratta solo di *quanto* si vive, ma anche di *come*: le patologie correlate al fumo, infatti, possono fare la differenza tra una vecchiaia serena e una decisamente più faticosa, tra una mezza età attiva e giovanile e un precoce decadimento, tra una gioventù al massimo delle potenzialità e una sotto tono.

Tumori: il fumo è la prima causa evitabile di cancro; dei circa 500.000 decessi per tumore del polmone che si registrano ogni anno in Europa, nove su dieci sono dovuti al fumo; il rischio aumenta anche in chi non fuma, ma vive a contatto con un fumatore; oltre alle neoplasie dell'apparato respiratorio, sono legati all'uso delle sigarette anche i tumori di bocca, laringe, esofago, stomaco, pancreas, vescica, rene e collo dell'utero.

Cuore e circolazione: il tabagismo è responsabile anche dell'aumento del rischio di malattie del sistema cardiovascolare (come infarto, ictus, trombosi, embolia, aneurisma dell'aorta addominale), specialmente se associato ad altre condizioni come il diabete, l'ipertensione arteriosa, l'inattività fisica, l'uso di contraccettivi ormonali, l'età non più giovane.

Respiro: la bronchite cronica ostruttiva (BPCO) è il destino del 20 per cento dei fumatori; è una malattia fortemente invalidante, provoca infezioni ripetute e continue crisi di "fame d'aria" impedendo di fatto una vita normale; il fumo passivo, a casa e sul lavoro, è una delle cause più diffuse di riacutizzazioni asmatiche.

Per le donne: il fumo aumenta i problemi di infertilità, di aborto spontaneo e di gravidanze extrauterine; in gravidanza, livelli eccessivi di monossido di carbonio (basta una sigaretta fumata nella stessa stanza) aumentano il rischio di parto prematuro; il fumo, attivo e passivo, è anche associato al basso peso alla nascita dei neonati e alla cosiddetta morte in culla; le donne che smettono di fumare prima della gravidanza o anche durante i primi mesi possono abbattere notevolmente i livelli di rischio; il fumo influenza gli equilibri ormonali ed è associato a cicli ovulatori alterati e menopausa precoce; le fumatrici in menopausa hanno una densità ossea ridotta rispetto alle loro coetanee non fumatrici e sono più soggette ai danni dell'osteoporosi e alle fratture.

Per gli uomini: il fumo può compromettere la qualità del liquido seminale e causare infertilità; agisce a livello circolatorio e neurologico, contribuendo ai problemi di impotenza sessuale.

Estetica: la cattiva ossigenazione e vascolarizzazione dei tessuti altera l'aspetto della pelle, che nei fumatori diventa più facilmente grigiastra, poco tonica e poco elastica; favorisce le rughe precoci, compreso il cosiddetto "codice a barre" lungo le labbra, dovuto anche alla posizione usuale di chi tiene spesso la sigarette in bocca, e le "ragnatele" intorno agli occhi, più facilmente irritati e dunque socchiusi; con l'abbronzatura, i danni dell'esposizione alle radiazioni ultraviolette si sommano a quelli del fumo e l'effetto invecchiamento è moltiplicato; nei fumatori sono più frequenti couperose e cellulite, i denti si ingialliscono, la placca e il tartaro si formano più rapidamente; l'azione ossidante delle sigarette si fa sentire anche sui capelli, che si indeboliscono e si opacizzano.

Diabete: il fumo è una delle cause del diabete mellito di tipo 2, quello non insulino-dipendente.

Il conto salato del fumo comprende anche...

Spese sanitarie e assistenziali, giornate di lavoro perse, cali di produttività, incendi, deforestazione, inquinamento. Il tutto a carico dei governi, dei lavoratori e dell'ambiente.

"In Italia per l'anno 1999, la perdita di produttività totale desunta dalle giornate di ricovero attribuibili al fumo, corrispondenti a giornate di assenza lavorativa, risulta pari a 260 miliardi di lire. La somma del costo per assistenza ospedaliera e quelli per perdita di produttività a causa dell'abitudine al fumo si attesterebbe intorno ai 10.267 miliardi di lire, con una incidenza dell'8,5% sulla spesa sanitaria pubblica totale."

(fonte: "Fumo e salute: impatto sociale e costi sanitari", Rosaria Russo, Emanuele Scafato, Osservatorio sul fumo, l'alcol e la droga dell'Istituto superiore di sanità)

Il costo stimato nel 2000 degli incendi causati nel mondo dalle sigarette è di 27 miliardi di dollari. *(fonte: Organizzazione mondiale della sanità)*

Se in Italia 11 milioni e 200.000 persone fumano in media 14,4 sigarette al giorno *(fonte: dati Doxa-Iss 2008)*, significa che quotidianamente vengono gettati almeno 8 milioni di pacchetti e oltre 161 milioni di mozziconi, gran parte dei quali per strada. Un mozzicone di sigaretta con filtro non è rapidamente degradabile e si stima che permanga nell'ambiente per un tempo che va da un anno e mezzo a dieci anni.

> *"Il tabacco è la prima causa prevenibile di morte al mondo, con 4,9 milioni di decessi stimati ogni anno. Se le statistiche sul fumo resteranno invariate, il dato raddoppierà entro il 2020 e si conteranno purtroppo un miliardo di morti a causa del fumo di tabacco nel corso dell'intero XXI secolo. Gran parte dei decessi (il 70 per cento) si verificherà nei Paesi in via di sviluppo. Il tabacco uccide persone in piena produttività, privando le famiglie di chi porta il pane a casa e privando intere nazioni di una forza lavoro in salute".*
>
> (fonte: Organizzazione mondiale della sanità)

E dopo tutto...
...ricordati che i danni del fumo sono in gran parte reversibili. Perciò, spegnila!

L'ISTITUTO NAZIONALE DEI TUMORI E LA PREVENZIONE DEI DANNI DA FUMO

Fino a quindici anni fa parlare di fumo era un tabù e un argomento "superfluo", persino in un ospedale oncologico. Dopo un po' le cose sono cambiate: a partire dalla campagna "Istituto senza fumo" è nato uno dei più importanti Ambulatori che assistono i fumatori che vogliono smettere. È stato superato il numero di 1.500 assistiti e oltre a loro un significativo gruppo di fumatori passivi ha voluto essere visitato per avere una valutazione della loro situazione respiratoria e, se necessario, cure adeguate. Ad alcuni di loro, esposti al fumo di sigaretta durante le ore di lavoro, è stata consegnata una lettera per il datore di lavoro con un'esplicita richiesta di tutela della loro salute e di rispetto per la legge italiana.

L'Istituto si occupa anche dei fumatori ricoverati: oltre all'impegno "storico" contro i tumori fumo-correlati, basato sulle migliori tecniche chirurgiche e mediche e sugli studi sulla diagnosi precoce, i fumatori oncologici vengono assistiti anche per superare le crisi d'astinenza da nicotina durante la degenza. Per quelli fra loro che vogliono provare a dare un significato positivo anche ai giorni di ricovero, impegnandosi a smettere di fumare, l'Istituto mette a disposizione un servizio di psico-oncologia, infermieri formati e la necessaria terapia farmacologica, con l'obiettivo di usare lo stop al fumo per rinforzare il paziente con messaggi positivi e di speranza nel futuro.

Un team si occupa di ricerche sull'inquinamento da fumo, realizzate in collaborazione con la Società italiana di medicina generale, la cui pubblicazione ha avuto risonanza mondiale e non solo sulle riviste scientifiche. Un gruppo di operatori si è dedicato specificatamente alle scuole, portando ai ragazzi non solo le immagini dei danni provocati dal fumo alla pelle, ai capelli, all'attività sportiva, ma raccontando anche le vicende del mercato delle sigarette, dei meccanismi usati per nascondere i danni e legare alla dipendenza da nicotina le nuove generazioni.

L'Istituto propone inoltre un intervento alle aziende per aiutare i propri dipendenti a smettere di fumare. Si tratta di un aiuto concreto per la salute dei propri collaboratori, ed anche di un investimento sul futuro di tutta l'azienda.

Insomma il fumo attraversa la vita dei pazienti e dei cittadini e per l'Istituto nazionale dei tumori è una sfida da giocare pienamente con le proprie migliori risorse, coinvolgendo tutta la società in un grande obiettivo: senza sigarette avremo un terzo di tumori in meno da curare.

RINGRAZIAMENTI

Ringraziamo immensamente tutti i colleghi e gli amici che ci hanno aiutato nella realizzazione di questo libro: Giovanni Invernizzi, Ario Ruprecht, Cinzia De Marco, Roberto Mazza, Edoardo Rossetti, Anna Villarini, Elena Munarini, Micaela Lina, Luciana Murru, Ivan Pozzati, Claudia Allemani, Liviana Craba, Chiara Bottani, Simona Breggié, Barbara Ballestra, Salvatore La Viola, Donata Ziglioli e le nostre famiglie.

Finito di stampare
nel mese di agosto 2008
presso la Grafica Veneta S.p.A. - Trebaseleghe (Pd)

Printed in Italy